Praxishandbuch Adipositas

Univ.-Prof. Dr. Hermann Toplak (Hrsg.)

1. Auflage

Dr. Ellen Böhnisch · Univ.-Prof. Dr. Fritz Hoppichler
Univ.-Prof. Dr. Monika Lechleitner · Univ.-Prof. Dr. Bernhard Ludvik
Univ.-Prof. Dr. Peter Schmid · Univ.-Prof. Dr. Rudolf Schoberberger
Univ.-Prof. Dr. Hermann Toplak · Dr. Sandra Wallner
Univ.-Prof. Dr. Thomas Wascher

SpringerWienNewYork

Herausgeber:
Univ.-Prof. Dr. Hermann Toplak
Medizinische Universitätsklinik
Amb. für Diabetes und Stoffwechsel
Graz, Österreich

Autoren:
Dr. Ellen Böhnisch · Univ.-Prof. Dr. Fritz Hoppichler
Univ.-Prof. Dr. Monika Lechleitner · Univ.-Prof. Dr. Bernhard Ludvik
Univ.-Prof. Dr. Peter Schmid · Univ.-Prof. Dr. Rudolf Schoberberger
Univ.-Prof. Dr. Hermann Toplak · Dr. Sandra Wallner
Univ.-Prof. Dr. Thomas Wascher

Das Werk ist urheberrechtlich geschützt.
Die dadurch begründeten Rechte, insbesondere die der Übersetzung, des Nachdruckes, der Entnahme von Abbildungen, der Funksendung, der Wiedergabe auf photomechanischem oder ähnlichem Wege und der Speicherung in Datenverarbeitungsanlagen, bleiben, auch bei nur auszugsweiser Verwertung, vorbehalten.

© 2002 Springer-Verlag/Wien

Die Wiedergabe von Gebrauchsnamen, Handelsnamen, Warenbezeichnungen usw. in diesem Buch berechtigt auch ohne besondere Kennzeichnung nicht zu der Annahme, dass solche Namen im Sinne der Warenzeichen- und Markenschutz-Gesetzgebung als frei zu betrachten wären und daher von jedermann benutzt werden dürfen.

Produkthaftung: Sämtliche Angaben in diesem Fachbuch/wissenschaftlichen Werk erfolgen trotz sorgfältiger Bearbeitung und Kontrolle ohne Gewähr. Insbesondere Angaben über Dosierungsanweisungen und Applikationsformen müssen vom jeweiligen Anwender im Einzelfall anhand anderer Literaturstellen auf ihre Richtigkeit überprüft werden. Eine Haftung der Autoren oder des Verlages aus dem Inhalt dieses Werkes ist ausgeschlossen.

Gedruckt auf säurefreiem, chlorfrei gebleichtem Papier – TCF
SPIN: 10894817

Die Deutsche Bibliothek – CIP-Einheitsaufnahme
Ein Titeldatensatz für diese Publikation ist bei
Der Deutschen Bibliothek erhältlich

ISBN-13: 978-3-211-83871-6   e-ISBN-13: 978-3-7091-6746-5
DOI: 10.1007/978-3-7091-6746-5

Geleitwort
Univ.-Prof. Dr. G. J. Krejs

Die Häufigkeit der Adipositas hat weltweit im 20. Jahrhundert um 100 % zugenommen, davon allein 30 % in den zwei letzten Jahrzehnten. Übergewicht sollte somit längst nicht mehr nur als Krankheit, sondern vielmehr als Epidemie betrachtet werden.
Gesundheitsexperten sprechen davon, dass nahe die Hälfte der Europäer im Erwachsenenalter in den nächsten 30 Jahren übergewichtig sein wird und dass die Adipositas ein vermehrtes Problem bei Kindern wird.

Die Definition von Adipositas basiert auf der Berechnung des BMI (Body Mass Index: kg/m^2), wobei die WHO Adipositas ab einem BMI von 30 diagnostiziert.
Personen mit einem BMI größer 25 werden als übergewichtig bezeichnet und weisen in Abhängigkeit der bestehenden Risikofaktoren ein multiples Krankheitsbild auf. Cirka 15 – 20 % der europäischen Erwachsenen sind übergewichtig, mit einem BMI größer 30. Diese Zahlen werden bis 2030 auf 50 % klettern. Der Anteil an Personen, die übergewichtig oder adipös sind, d.h. mit einem BMI größer 25, wird 60 – 70 % betragen.

Erhöhte Fettmasse geht mit einer Reihe von Risikofaktoren für die Entstehung von chronischen Krankheiten einher, wie Hypertonus, Hyperlipidämie, Diabetes. Dadurch ist die Adipositas neben dem Zigarettenrauchen zu den häufigsten vermeidbaren Todesursachen zu nennen.
Weitere Begleiterkrankungen sind degenerative Arthritiden, depressive Störungen, Dyslipidämien, Hyperurikämie/Gicht, kardiovaskuläre Erkrankungen, erhöhte Karzinominzidenz im Colon, der Gallenblase, des Pankreas, der Leber, der Niere und hormonabhäniger Tumore (Endometrien, Ovarien, Brust, Cervix und Prostata), hormonelle Störungen, pulmonale Komplikationen, Erkrankungen der Gallenblase sowie psychosoziale und ökonomische Probleme. Mit dem Aus-

maß des Übergewichts erhöht sich auch deutlich die Morbiditäts- und Mortalitätsrate.
Seit mehr als einem Jahrzehnt hat aus den genannten Gründen die WHO die Adipositas (ICD-9: 278.0, ICD-10: E24.9, E65, E66.0, E66.1, E66.2, E66.8, E66.9, E68) als eigenes Krankheitsbild anerkannt. In unseren Breiten gilt die Adipositas aber leider noch immer als primär kosmetisches Problem, dem das Gesundheitswesen entgegenwirken muss.

Die Adipositas verlangt als chronische Erkrankung auch eine kontinuierliche Behandlung, um längerfristig eine Verbesserung der Gesundheit des einzelnen Patienten erzielen zu können.
Die meist langjährige Leidens(Diät)geschichte unserer Patienten, mit den bekannten metabolischen Folgen durch wiederholte Diätversuche, macht die Gewichtserhaltung nach erfolgreicher Gewichtsreduktion zu einem sehr entscheidenden ärztlichen Auftrag.
Klassische Behandlungsstrategien mit hypokalorischen Diäten bringen meist nur kurzfristig Erfolg. Nahezu zwei Drittel der Patienten, die Gewicht verloren haben, nehmen dies während eines Jahres wieder zu, und fast bei allen ist dies innerhalb von 5 Jahren der Fall.

Das vorliegende Buch soll in der Aufarbeitung der unterschiedlichen Problembereiche und prädisponierenden Faktoren der Problematik Adipositas die zentrale Rolle dieser Krankheit im Verband mit den unterschiedlichsten medizinischen Bereichen pointiert darstellen.
Viel entscheidender ist aber der Beitrag zur praktischen Umsetzung, der den dringend bestehenden Handlungsbedarf unterstützen soll.

Univ.-Prof. Dr. Günter J. Krejs

Inhaltsverzeichnis

Einführung 9
Definition und Diagnostik der Adipositas 13
I. Definition von Übergewicht und Adipositas 13
II. Typisierung nach Gewichtsdisziplin 14
III. Diagnostik der Adipositas 15

Epidemiologie der Adipositas 13
I. Daten aus Europa und Österreich 17
1. Deskriptive Epidemiologie des Körpergewichtes ....
   in Österreich 18
2. Internationaler Vergleich 21
II. Gesundheitsbewusstsein und Ernährung 22
III. Ernährungstrends in Österreich 24
IV. Bedeutung der Adipositas für die
    Bevölkerungsentwicklung 25
V. Gesundheitskosten und Rolle der Primärprävention ... 26
1. Adipositasbedingte Kosten für das Gesundheitswesen 26
2. Rolle der Primärprävention 29

Ätiologie der Adipositas 31
I. Mögliche genetische Grundlagen 31
II. Energiebilanz 35
III. Einfluss der Ernährung 38
1. Neurohumorale Regulation von Hunger und Sättigung ... 38
2. Nahrungsaufnahme, Malabsorption, Maldigestion 40
3. Energiedichte der Nahrung 40
4. Reward Deficiency Syndrome 43
IV. Lebensstil 44
V. Soziokulturelle Faktoren 45
VI. Adipositas und Depression 45
1. „Carbohydrate Craving und Serotonin" 46
2. „Depression, Winterdepression und Nahrungszufuhr" ... 47
3. „Stimmungslage und Nahrungszufuhr" 47
4. „Unwiderstehliches Verlangen" 48

5. „Kohlenhydratsucht und Verhaltensmodifikation" 48
6. Unterschiede bei Mann und Frau 49
VII. Sekundäre Adipositasformen 51
  1. Endokrine Adipositas 51
  2. Genetische Adipositas 52
  3. Medikamenteninduzierte Adipositas 53

Folgeerkrankungen der Adipositas 55
I. Viszerale Adipositas und metabolisches Syndrom – Kardiovaskuläre Erkrankungen 56
II. Adipositas und Erkrankungen des Stütz- und Bewegungsapparates 58
III. Adipositas und erhöhte Karzinominzidenz 59
IV. Essstörungen 59
  1. Essstörungen in der Westlichen Gesellschaft 60
  2. Essstörungen und Geschlecht 60
  3. Essstörung – Essverhalten 60
  4. Anorexia nervosa 61
  5. Bulimia nervosa 62
  6. Binge-eating-disorder 64
  7. Therapie der Essstörungen 64
V. Andere Begleiterkrankungen 65

Benefits des Gewichtsverlustes 67
I. Benefit des moderaten Gewichtsverlustes 67
II. Motivation durch initialen Gewichtsverlust 69
  1. Einfluss kognitiver Prozesse 69
  2. Motivation und Verhalten 70
III. Konsequenzen für Therapierichtlinien 71
  1. Rationale für die Behandlung der Adipositas 71
  2. Therapierichtlinien 72

Lebensstilmodifikation als interdisziplinärer Therapieansatz 73
I. Einleitung und Indikationsstellung 73
  1. Fragen vor einer dauerhaften Gewichtsreduktion 73
II. Ernährungstherapie 74

1. Energieverbrauch und Gewichtsreduktion 74
2. Messung & Berechnung des Energieverbrauches 76
3. Grundlagen der hypokalorischen Ernährung
   Gesunde Mischkost vs. Radikaldiäten 78
4. Pro & kontra Diätprodukte 82
5. Grundlagen der (Very) Low Calorie Diet (V)LCD 85
6. Ernährungstherapeutische Aspekte und Anwendungs-
   konzepte in der Adipositastherapie 92
7. Instrumente 98
8. Fragen und Antworten 106
III. Sportliche Aktivitäten 107
1. Einleitung 107
2. Ziele sportlicher Aktivitäten bei Übergewicht 109
3. Aufwärmen und Dehnen 109
4. Grundprinzipien von Kraft- und Ausdauertraining 110
5. Sport bei Übergewichtigen mit Begleiterkrankungen 118
6. Der Energiebedarf bei sportlichen Aktivitäten 124
7. Fazit 128
IV. Verhaltenstherapie 128
1. Psychosoziale Aspekte der Ernährung und
   des Körpergewichtes 129
2. Gewichtsreduktion durch Verhaltensmodifikation 133

Die medikamentöse Therapie der Adipositas 141
I. Das ideale Medikament zur Behandlung der Adipositas . 141
II. Historie 142
1. Appetitzügler 142
2. Dexfenfluramin/ Fenfluramin 143
III. Heutige Medikamente 144
1. Zentral wirksame Pharmaka 144
2. Peripher wirksame Pharmaka 146
IV. Zukunftsperspektiven 147
1. Substanzen mit Einfluss auf den Energieumsatz 147
2. Beeinflussung von Appetit und Sättigung im ZNS 147

Gewichtshaltung (Maintenance) 151
I. Weight Cycling oder Jo-Jo Effekt 151

II. Energiebilanz und Grundumsatz nach
einer Gewichtsreduktion 152
III. Strategien zur Gewichtserhaltung nach erfolgreicher
Gewichtsreduktion 152
  1. Ernährung in der Maintenance 152
  2. Bewegung in der Maintenance 155

Chirurgische Therapie 159
I. Indikationsstellung 159
II. Chirurgische Verfahren in der Therapie
der schweren Adipositas 159
  1. Jejunoileostomie 159
  2. Magenbypass 160
  3. Vertikale bandverstärkte Gastroplastik 160
  4. Anpassbares Magenband 160
III. Langzeitkomplikationen 161
IV. Postoperatives Ernährungsmanagement 161

Schlussgedanken 163

Weiterführende Literatur 165

Einführung

Die Adipositas ist eine Erkrankung mit zentraler Bedeutung in unserer heutigen Gesellschaft. War Übergewicht vor 50 Jahren noch Zeichen von Wohlstand und alles darunter Grund zur Sorge, so ist dies in unserer modernen Gesellschaft der Erkenntnis gewichen, dass Übergewicht ein ernstes Gesundheitsproblem darstellt, wenn es dauerhaft und zunehmend vorhanden ist. Nicht nur in den USA, den ehemaligen Oststaaten und Entwicklungsländern, die regelrecht „Epidemien" der Adipositas vermelden, sondern auch bei uns sind unzählige Menschen davon betroffen und leiden an den Folge- und Begleiterkrankungen wie Gelenkserkrankungen, Diabetes, Hypertonie, Dyslipidämien, cardiovaskulären Erkrankungen, Cholelithiasis, Strumen und Depressionen. Daraus entstehen enorme Kosten für unser Gesundheitswesen.

Auf der anderen Seite gebührt den Übergewichtigen und Adipösen jedes Verständnis, das Menschen mit einer Erkrankung entgegengebracht werden muss. Es genügt nicht, solcherart Betroffene als „haltlos" und „fresssüchtig" zu bezeichnen. Mit Verständnis für die persönliche Situation jedes Einzelnen und Kenntnis um die Therapieansätze aus Diät, Verhaltenstherapie und Sportmedizin ist viel zu erreichen, insbesondere, wenn ein „aktiver Lebensstil" erreicht werden kann. Der Erfolg jeder Intervention ist aber nur dann als bleibend zu betrachten, wenn die Therapie der Adipositas davon ausgeht, dass der Adipöse nach Gewichtsreduktion „postadipös" ist, also wieder zur Gewichtszunahme neigt, wenn er sein ursprüngliches Verhalten wieder annimmt. Lebenslange Betreuungskonzepte müssen daher an die Stelle kurzfristiger, sinnloser Interventionen treten. Behandlungsteams oder besonders ausgebildete Spezialisten können dabei helfen.

Die Österreichische Adipositasgesellschaft wurde im Jahre 1997 gegründet und widmet sich diesen zentralen Anliegen. Im Juni 1999 haben insgesamt 24 Staaten Europas die „Mailänder Erklärung" unterzeichnet, in der die Politiker und Gesundheitssysteme aufgefordert werden, die Adipositas als zentrales medizinisches Problem zu erkennen und flächendeckende Präventions- sowie Behandlungskonzepte auf die Beine zu stellen. Unsere gemeinsamen Aktivitäten haben einen enormen Gesinnungswechsel erzeugt und Adipositas ist nunmehr in Europa und auch in Österreich ein ernstgenommenes Thema geworden. Wir müssen nun dafür sorgen, hohe Behandlungsstandards zu erreichen, um den Erfolg von Adipositasprävention und Therapie zu verbessern und letztlich unseren Patienten tatsächlich zu helfen. Teil dieser Bemühungen war auch die erfolgreiche Durchführung des Europäischen Adipositaskongresses 2001 in Wien, mit dem wir einen großen Stimulus für die Thematik erreichen konnten.

Das vorliegende Buch soll dem Anliegen dienen, die praktischen Grundlagen der Adipositas und die Voraussetzungen für eine suffiziente, praktische Therapie zu vermitteln.

Univ.-Prof. Dr. Hermann Toplak
Medizinische Universitätsklinik Graz

Milan Declaration

A STATEMENT ON BEHALF OF MEMBERS OF THE EUROPEAN ASSOCIATION FOR THE STUDY OF OBESITY MADE AT THE 9TH EUROPEAN CONGRESS ON OBESITY, MILAN, ITALY, JUNE 3-6 1999

CALL FOR ACTION ON OBESITY

PREAMBLE

There is great concern about the serious health, social and economic aspect of overweight and obesity on individuals and communities within Europe and the rest of the world.

Current estimates indicate that among European adults the prevalence of obesity is on average 15% and is in many countries is rising. In addition a substantial proportion of Europeans are already overweight when judged against WHO criteria. The effect is uneven across Europe. There are very high rates of obesity of 40-50% in some areas, with national rates ranging from 5-20%. No country has been able to avoid the impact of this widespread disease.

Despite this health burden, few European countries have a comprehensive national strategy for the prevention of weight-related diseases or the management of individuals who suffer an existing weight problem. Of particular concern is the proportion of children within Europe who are classified as overweight. Their future health and well being is being put at risk through inaction on this issue.

The current high prevalence and trends in obesity reflect changing lifestyles in a changing environment throughout Europe. The comprehensive management and prevention of obesity can only be achieved by promoting healthier lifestyles, with improved activity levels, a reduction in voluntary lifestyles and improved dietary habits.

STATEMENT

In view of the urgent need for action to deal with the epidemic of obesity and weight-related health issues, we members of the European Association for the Study of Obesity, with the support of others, call on governments and health agencies in Europe to:

- **recognize** that overweight and obesity are major causes of ill health which present a huge social and economic burden to communities within Europe
- **immediately begin** the process of developing comprehensive national and European strategies for action on obesity which take into account the needs of each country, build upon existing initiatives and are based on sound evidence of benefit
- **support** continued research and analysis of the problem of overweight and obesity that will inform the development of improved obesity prevention and management strategies
- **increase** the provision of health services with professional staff qualified to treat obesity

We also resolve to:

- **provide** leadership, support and guidance to governments and agencies towards the development of coherent national and Europe-wide strategies for the prevention and management of overweight and obesity.

SIGNATORIES

Austria
Austrian Obesity Association (Österreichische Adipositasgesellschaft)
President: Prof. Dr. Hermann Toplak

Belgium
Belgian Association for the Study of Obesity
President: Prof. Dr. Luc Van Gaal

Bulgaria
Bulgarian Association for the Study of Obesity
President: Prof. Stanimir Hasardjiev

Czech Republic
Czech Society for the Study of Obesity (ČSSO)
President: Prof. Doctor Vojtech Hainer

Denmark
Danish Association for the Study of Obesity (Dansk Selskab For Adipositasforskning) (DSA)
President: Prof. Bente L. Heitmann

Finland
Finnish Association for the Study of Obesity
President: Prof. Mika Rissanen

France
Association Française d'Etudes et de Recherches sur l'Obésité (AFERO)
President: Prof. Max Lafontan

Germany
Deutsche Adipositas-Gesellschaft
President: Prof. Dr. H. Hauner

Greece
Hellenic Society for the Study of Obesity
President: Prof. George Piaditis

Hungary
Hungarian Foundation for the Study of Obesity
President: Prof. Istvan Halmy

Israel
Israel Society for the Study and Prevention of Obesity
President: Prof. Elliot Berry

Italy
Association of Italian Societies for the Study of Obesity (ASSIO)
President: Prof. Marco Zappa Bollini

Netherlands
Netherlands Association for the Study of Obesity (NASO)
President: Dr. Meindert van Beek

Norway
Norwegian Association for the Study of Obesity
President: Dr. Serena Tonstad

Poland
Polish Society for Pathogenesis and Therapy of Obesity
President: Prof. Dr. Andrzej Milewicz
Polish Scientific Association of Obesity and Metabolism
President: Prof. Wiktor B Szostak

Portugal
Portuguese Society for the Study of Obesity (Sociedade Portuguesa para o estudo da obesidade)
President: Dr. José Luis Medina

Romania
Romanian Association for the Study of Obesity, RASO
President: Prof. Dr. Nicolae Hâncu

Slovenia
Endocrinology Section of the Slovene Society of Diabetology
President: Prof. Dr. Igor Balint

Spain
Spanish Society for the Study of Obesity (SEEDO)
President: Prof. Dr. Matilde Foz

Sweden
Swedish Association for the Study of Obesity (Svensk Förening för Obesitasforskning)
President: Dr. Lennart Granér

Switzerland
Swiss Association for the Study of Obesity
President: Dr. Yves Schutz

Turkey
Turkish Association for the Study of Obesity
President: Prof. Dr. Nazif Bagriacik

United Kingdom
Association for the Study of Obesity
President: Prof. Ian Macdonald

Yugoslavia
Yugoslav Association for the Study of Obesity
President: Prof. Dr. Dragan Micic

Prepared in collaboration with

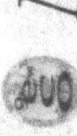
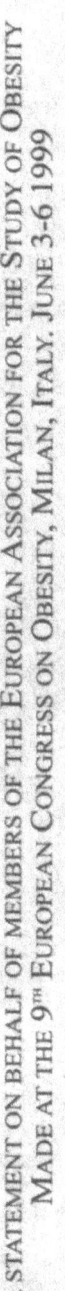

Definition und Diagnostik der Adipositas

I. Definition von Übergewicht und Adipositas

Die Adipositas ist eine chronische Erkrankung, die zur Behandlung ein individuelles, langfristiges und komplexes therapeutisches Konzept erfordert. Bei der Entstehung der Adipositas spielt neben Umweltfaktoren die genetische Komponente eine große Rolle. Die Adipositas ist seit 1987 von der WHO als Erkrankung anerkannt.
Bereits geringfügiges Übergewicht erhöht Morbidität und Mortalität durch die Förderung von Risikofaktoren und Stoffwechselerkrankungen. Der Zusammenhang zwischen Adipositas und Hypertonie, Lipidstoffwechselstörungen und Typ II Diabetes – Krankheiten, die eine starke Belastung für unser Gesundheitswesen bedeuten – ist heute unbestritten.
Eine Adipositas liegt vor, wenn der Anteil des Körperfettes an der Körpermasse erhöht ist. Als Limit für den Körperfettanteil wird bei Frauen 25 % und bei Männern 20 % angenommen.
Die eigentliche Definition der Adipositas richtet sich heute nach dem Body-Mass-Index (BMI), der besonders bei Männern eine gute Korrelation mit der Fettmasse und den kardiovaskulären Komplikationen aufweist. Der BMI errechnet sich als Quotient aus Körpergewicht in kg durch Körpergröße (in m^2). Die Grenze zur Adipositas liegt bei einem BMI von 30 kg/m^2. Übergewicht wird ab 25 kg/m^2

BMI	Kategorie	WHO Klassifikation
unter 20	Untergewicht	
20 – 24,9	Normalgewicht	
25 – 29,9	Übergewicht	
30 – 34,9	Adipositas	Grad I
35 – 39,9	Adipositas	Grad II
über 40	Adipositas permagna	Grad III

definiert, wobei viele Autoren hierfür bereits 27 kg/m² verwenden (Toleranzgewicht). Die Klassifizierung von Übergewicht und Adipositas ergibt sich daher wie folgt: Siehe Tabelle Seite 13.

BROCA-Index:
Übergewicht als Angabe in Prozent bezogen auf ein Normalgewichtskriterium (Körpergewicht in Zentimeter minus 100 ergibt das Normalgewicht in Kilogramm); laut Washingtoner Konsensus-Konferenz besteht krankhaftes bzw. krankmachendes Übergewicht dann, wenn 120 % Broca überschritten sind, das Körpergewicht also um mehr als 20 % über dem Broca-Normalgewichtswert liegt. Dieser Wert ist stärker größenabhängig, entspricht aber im wesentlichen einem Körper-Massen-Index (kg/m²) von größer als 30.

II. Typisierung nach Gewichtsdisziplin

In der klinischen Praxis hat es sich auch als zweckmäßig erwiesen, die Bevölkerung bezüglich Körpergewicht und Gewichtsdisziplin zu gruppieren, wobei vier Typen unterschieden werden können:

- Normalgewichtige ohne Tendenz zur Gewichtszunahme
- Fakultativ Adipöse mit guter Gewichtsdisziplin, die durch ausgeprägte Selbstkontrolle im Bereich des Normalgewichts bleiben
- Manifest Adipöse mit schlechter Gewichtsdisziplin, jedoch ausgeprägtem Wunsch nach Gewichtsreduktion
- „Maligne" Adipöse mit unkontrollierter stetiger Gewichtszunahme bzw. völliger Resignation

Typisierung nach Fettverteilung
Entscheidend für die Bedeutung als kardiovaskulärer Risikofaktor ist die Fettverteilung. Man unterscheidet zwischen androidem (zentralem) Typ mit Stammfettsucht, und gynoidem (peripherem) Typ, bei dem vor allem die Hüften und Oberschenkel betroffen sind. Einfaches Unterscheidungsmerkmal ist die „Waist-Hip-Ratio", das Verhältnis Bauch- zu Beckenumfang.

Methoden zur Bestimmung des Körpergewichts

Hautfalten-messung	Erfassung der subkutanen Fettschicht	Abschätzung des Fettgewebsanteils möglich, häufig in der Pädiatrie verwendet
Body Mass Index (Körpermasseindex)	kg/m²	gute Korrelation mit dem Körperfett, für Kinder nur mit Altersbezug geeignet
Broca-Index	cm −100 = kg = 100% BROCA	leicht zu berechnen, heute eher unüblich
Waist-Hip-Ratio	Männer >0,95 Frauen >0,8	Fettverteilungsmuster zur Bestimmung des kardiovaskulären Risikos

III. Diagnostik der Adipositas

Messung der Körperzusammensetzung

Beim Erwachsenen beträgt der Körperfettanteil durchschnittlich beim Mann 15–20%, bei der Frau 20–25%. Die Messung des BMI gibt naturgemäß keinen Aufschluss über den Körperfettanteil, für dessen Ermittlung eine Reihe von Verfahren zur Verfügung stehen. Während die Evaluierung der Fettmasse und der fettfreien Masse (FFM-Skelettmuskel, Organe und Mineralstoffe) durch eine Reihe von teilweise aufwendigen Methoden [Bestimmung von Gesamtkörperkalium, Körperwasser, Neutronenaktivierungsanalyse, DEXA (Dual Energy X-ray Absorptiometry), CT, MRI, Infrarotanalyse] akkurat möglich ist, haben sich zwei Verfahren als generell praktikabel herausgestellt:

- Bioimpedanzmethode (BIA)

Die Bioimpedanzmethode misst nach Applikation eines hochfrequenten Stromimpulses mit niedriger Amplitude mittels tetrapolarer Applikation von Elektroden die elektrische Resistenz, wobei der Strom vorwiegend durch die FFM geleitet wird. Durch Algorithmen können das Gesamtkörperwasser und die FFM bestimmt werden, die Fettmasse ergibt sich aus der Differenz von Körpergewicht und FFM. Unter standardisierten Bedingungen (konstante Hydratation) ist diese praktikable Methode geeignet, den Verlauf der Körperzusammensetzung während der Gewichtsreduktion ausreichend genau abzuschätzen.

- Messung der Hautfaltendicke

Standardisierte Messungen der subkutanen Fettschicht (meist an verschiedenen Körperstellen) lassen brauchbare Rückschlüsse auf die Körperfettmasse zu (häufig in der Pädiatrie verwendet).
Die Messung der Hautfaltendicke erfolgt mittels eines Calipers üblicherweise über dem M.triceps, M. biceps, subskapular und supraileakal. Nach logarithmischer Transformierung der Daten findet sich eine lineare Verbindung zwischen Hautfaltendicke und Körperdichte, aus der mittels der Sirischen Gleichung der Körperfettanteil berechnet werden kann. Diese Methode ist jedoch abhängig vom Untersucher und für Verlaufskontrollen weniger gut geeignet.

Messung der Fettverteilung

Standardmethoden für wissenschaftliche Untersuchungen stellen die CT, MRI und DEXA-Methoden dar. Für die Praxis hat sich die Ermittlung der „waist/hip ratio" (WHR, Taillenumfang über dem Nabel in liegender Position/Hüftumfang am liegenden Patienten über den Trochanteren) erwiesen. Eine WHR von über 0.95 beim Mann und 0.80 bei Frauen stellt einen Indikator für das Vorliegen einer viszeralen (androiden) im Gegensatz zur gynoiden Adipositas dar.

Praktisch bedeutsame Adipositas-Messwerte

Als praktisch bedeutsame Adipositas-Messwerte gelten heute der BMI, die WHR und der Taillenumfang.

- Body Mass Index (BMI)

Der BMI ist der Quotient aus Körpergewicht in kg, dividiert durch das Quadrat der in Metern gemessenen Körperlänge (kg/m^2).
Der BMI korreliert mit der Körperfettmasse und mit dem Risiko negativer Auswirkungen auf Gesundheit und Lebenserwartung und hat sich deshalb als Maßeinheit durchgesetzt. Ab einem BMI > 30 liegt eine Adipositas vor, die wegen des hohen Gesundheitsrisikos unbedingt und konsequent behandlungsbedürftig ist. Ab einem BMI > 40 bestehen schwerste Gesundheitsfolgen.

- Waist Hip Ratio (WHR) = Taillen-Hüftumfangsrelation

Der WHR ist an sich ein kontinuierlicher Risikofaktor. Definiert wird er heute mit einem Verhältnis von Taillen- zu Hüftumfang bei Frauen von > 0,80 und bei Männern von > 0,95.

• Taillenumfang
Die Messung des Taillenumfanges ermöglicht insbesondere die Risikoeinschätzung bei der androiden Fettgewebsverteilung und kann bei vorwiegend im abdominellen Bereich eintretender Fettgewebszunahme zuverlässige Vergleichsdaten im Verlauf liefern. Er korreliert sehr gut mit dem KHK-Risiko.

Risiko	durchschnittlich	erhöht	stark erhöht
Männer	< 94 cm	94 – 102 cm	> 102 cm
Frauen	< 80 cm	80 – 88 cm	> 88 cm

Epidemiologie der Adipositas

I. Daten aus Europa und Österreich

Das Übergewicht ist ein volksgesundheitliches Problem mit verschiedenen sozial-medizinischen Aspekten.
Die Geschichte der Menschheit ist von vielen Perioden des Nahrungsmangels gekennzeichnet. Zur Zeit besteht dieses Phänomen noch immer in vielen Teilen der Welt, in den postindustriellen Gesellschaften hingegen besteht ein deutliches Überangebot an Nahrung und Lebensmitteln, das zu den Problemen Übergewicht und Adipositas führen kann.
Denn der für die Menschen entwicklungsgeschichtlich so wichtige Mechanismus, aus der Nahrung gewonnene Energie zu konservieren (und zwar in erster Linie in Form von Fett) ist heute für viele Menschen zum Problem geworden. An sich wäre es nicht mehr notwendig, die überschüssige Energie speichern zu können, da ja im allgemeinen gesichert ist, dass eine kontinuierliche Nahrungszufuhr aufrechterhalten werden kann.

Im Sinne des „soziobiochemischen Differenzmodelles" hat sich die soziale und wirtschaftliche Entwicklung von der metabolischen Situation entkoppelt, ein Phänomen, das wir in vielen anderen Bereichen ebenfalls sehen, und das eines der wesentlichen Prinzipien der modernen Sozialmedizin geworden ist.

Außerdem wird in zunehmendem Maße deutlich, dass das Schlagwort „Essen ist mehr als Ernährung" ein Kennzeichen moderner Gesellschaften ist, vor allem wenn man die gesellschaftliche und kulturelle Entwicklung betrachtet, die etwa im Bereich der „Erlebnisgastronomie" ihren Ausdruck findet.

1. Deskriptive Epidemiologie des Körpergewichtes in Österreich

In Österreich zeigt sich eine starke Zunahme der Prävalenz der Adipositas in den letzten 10 Jahren. Der Anteil der Adipösen (BMI ≥ 30 kg/m^2) stieg von 8,5 % im Jahr 1991 auf 11 % im Jahr 2000, davon sind 50 % Männer und 50 % Frauen. Die meisten adipösen Österreicher findet man in den Bundesländern Burgenland (28,6 %), Niederösterreich (20,5 %), Salzburg (15,5 %), Steiermark (15,3 %), Wien (15 %) und Oberösterreich (14,7 %). Kärnten (7,3 %) und Tirol/Vorarlberg (6,8 %) sind die Bundesländer mit dem niedrigsten Anteil an schwer übergewichtigen Personen (Abb.).

Epidemiologie der Adipositas in Österreich 2000

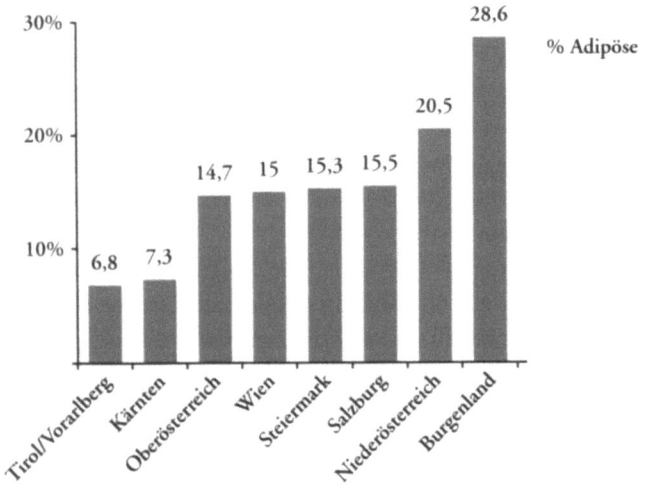

Der Anteil der Adipösen ist hier in der Altersgruppe der 18- bis 30jährigen mit 4,8 % am geringsten. Bei den 31- bis 40jährigen ist die Prävalenz aber bereits bei 10,4 %, bei den 41- bis 50jährigen bei 14,4 % und bei den über 61jährigen bei 16,8 %. Den höchsten Anteil an schwer Übergewichtigen findet man hier im Alter zwischen 51 und 60 Jahren mit 22,5 %.

Die tatsächliche Gewichtssituation in Österreich entspricht auch nicht der Einschätzung der österreichischen Bevölkerung. Nur 5 % der ÖsterreicherInnen bezeichnen ihr Körpergewicht als stark übergewichtig.

Einschätzung des Körpergewichtes der ÖsterreicherInnen

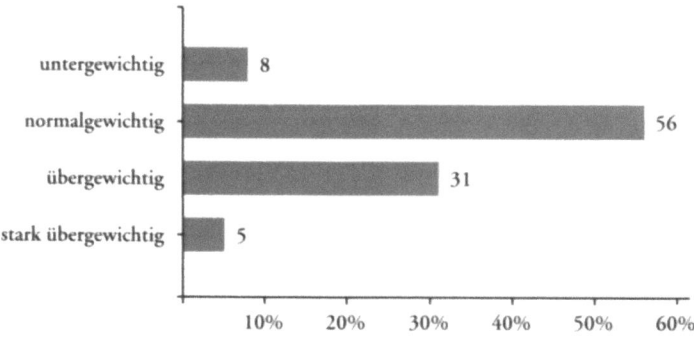

Nach den Erhebungen 1991 des Mikrozensus des statistischen Zentralamtes gab es in Österreich 8,5 % Adipöse (ab dem 20. Lebensjahr). Davon waren Burgenland (11,6 %), Niederösterreich (11,1 %),

Epidemiologie der Adipositas in Österreich 1991

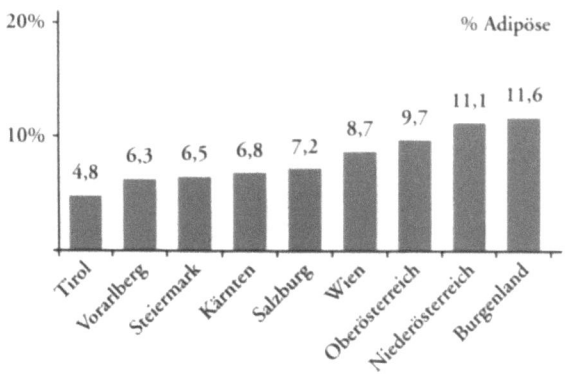

Oberösterreich (9,7 %) und Wien (8,7 %) die Bundesländer mit dem höchsten Anteil, Tirol (4,8 %), Vorarlberg (6,3 %), Kärnten (6,8 %) und Salzburg (7,2 %) die Bundesländer mit dem niedrigsten Anteil an schwer übergewichtigen Personen (Abb.).

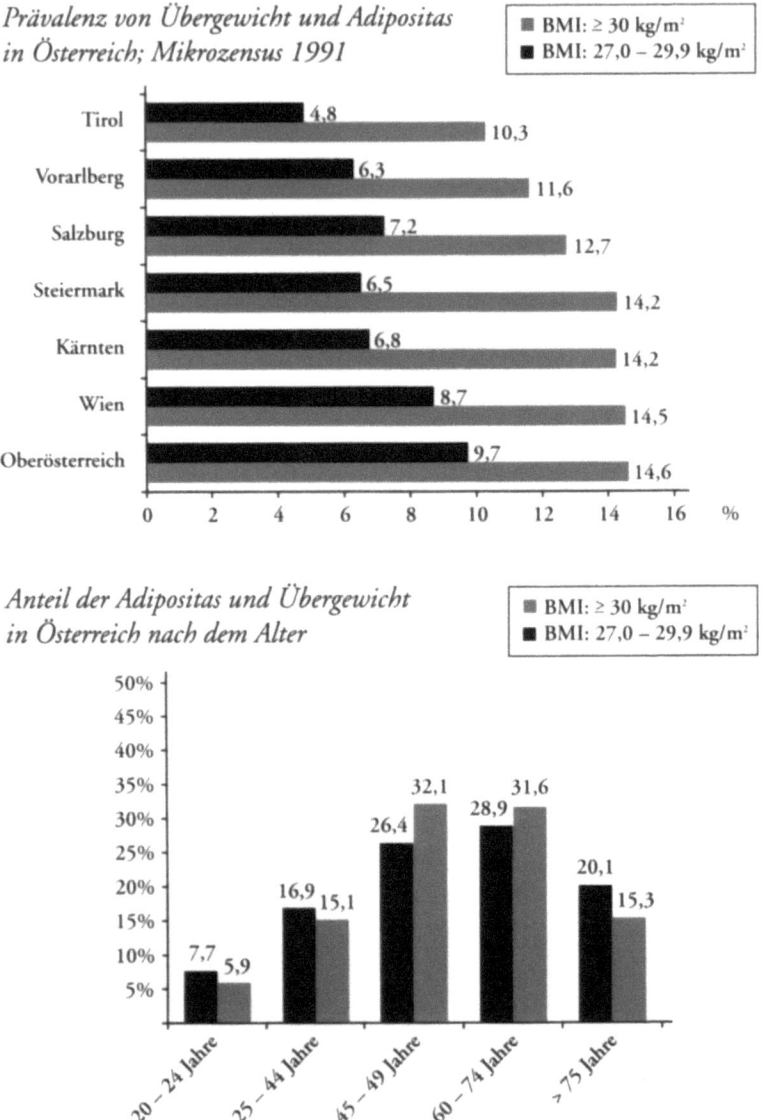

Übergewichtig (BMI 27,0 – 29,9 kg/m²) waren 1991 14,5 % der Österreicher, davon 60 % Männer und 40 % Frauen (5). Auch hier findet man wie bei der Adipositas ein Ost-West-Gefälle (Abb. Seite 20).

Der niedrige Anteil an Übergewichtigen in Österreich resultiert daraus, dass die Übergewichtigkeit erst ab einem BMI ab 27,0 und nicht wie sonst üblich ab einem BMI von 25,0 definiert wurde. Den höchsten Anteil an Adipösen und Übergewichtigen findet man sowohl bei Frauen als auch bei Männern im Alter zwischen 45 und 75 Jahren (Abb. Seite 20).

Zunahme der Prävalenz der Adipositas zwischen 1991 und 2000 in Österreich

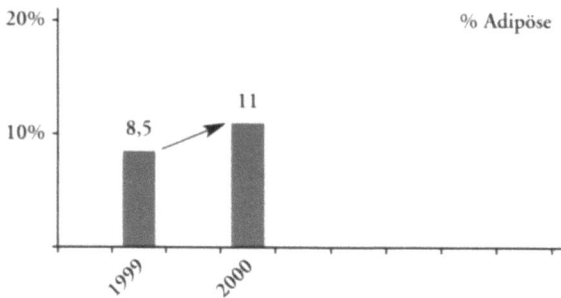

2. Internationaler Vergleich

Im internationalen Vergleich hat Österreich bei der Adipositas die gleiche Prävalenz wie die Länder Kanada und Großbritannien. Die Länder Italien, Australien und die Schweiz haben niedere Prävalenzen (6,5 % – 7 %). In Holland sind überhaupt nur 4,5 % der Bevölkerung schwer übergewichtig. In den USA sind 13,5 % adipös und in Deutschland und in Südafrika jeweils rund 16 %.

Prognosen über die Entwicklung in den letzten zehn Jahren zeigen eine deutliche Zunahme der Prävalenz der Adipositas. In Amerika stieg der Anteil der schwer Übergewichtigen in der erwachsenen Bevölkerung bereits von 12 % im Jahr 1991 auf 17,9 % im Jahr 1999. Diese kontinuierliche Zunahme erfolgte unabhängig vom Geschlecht, von soziodemographischen Gruppen und geographischen Regionen.

Auch in Deutschland hat die Adipositas mittlerweile längst ein epidemisches Ausmaß erreicht. Rund 20 % der erwachsenen Deutschen haben einen BMI über 30 %. Hier kam es in den letzten Jahren zu einer Zunahme der Fettsucht vor allem bei Kindern und Jugendlichen und jungen Erwachsenen. Die Prävalenz hat sich bei den 5-7jährigen in den letzten 15 Jahren geschlechtsunabhängig verdoppelt.

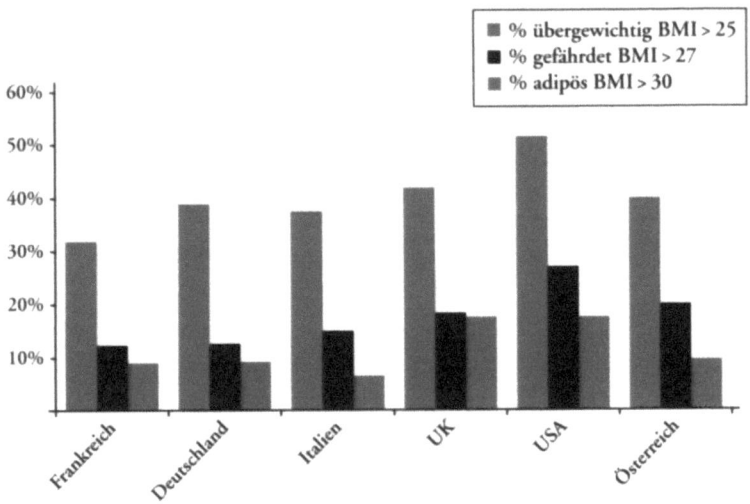

II. Gesundheitsbewusstsein und Ernährung

Anhand von repräsentativen Daten zum Gesundheitsbewusstsein der österreichischen Bevölkerung kann man davon ausgehen, dass etwa zwei Drittel der österreichischen Bevölkerung ein ausgeprägtes Gesundheitsbewusstsein haben, wobei aber nur etwas mehr als ein Viertel dieses Gesundheitsbewusstsein auch entsprechend umzusetzen versucht. Aber immerhin die Hälfte der Bevölkerung hat eine gesundheitsbewusste Einstellung als Voraussetzung für späteres Gesundheitsverhalten entwickelt. Ein Viertel der Bevölkerung besitzt derzeit noch keine Gesundheitsorientierung.

Vergleicht man das Gesundheitsbewusstsein mit den Einstellungen zur Ernährung, so fällt auf, dass 89 % der Gruppe, die keine Gesundheitsorientierung aufweist, ausschließlich an Geschmack und Sättigung interessiert ist. Für Personen, die bereits gesundheitsbezogene Verhaltensweisen zeigen, spielen die Faktoren „Sättigung" und „Geschmack" jedoch eine untergeordnete Rolle.

Korreliert man die Kontrolle des Körpergewichtes und die Gesundheitsorientierung, so findet man in der Gruppe ohne Gewichtsorientierung den höchsten Prozentsatz mit Übergewicht.

In der Gruppe der Patienten mit Gesundheitsorientierung findet man Übergewichtige, die auch Diäten machen, jedoch ihr Gesundheitsbewusstsein noch nicht entsprechend umgesetzt haben. Aber auch häufig jene Patienten, die laut eigenen Angaben zum Zunehmen neigen.

Schlankheits- oder Gesundheitsorientierte im Sinne einer bewussten Ernährung sind bei Frauen, bei jüngeren Altersgruppen, bei höheren Sozialschichten sowie bei der städtischen Bevölkerung in größerem Ausmaß vertreten. Da die Frauen noch immer hauptsächlich für den Einkauf und die Speisenzubereitung verantwortlich sind, achten diese vermehrt auf Qualität, auf die Wünsche der Familie, auf das aktuelle Angebot und auf gesunde Ernährung. Männern ist der Geschmack wichtiger.

Trotz hohem Qualitätsanspruch an die Ernährung wird aber auch in Zukunft der relative Ausgabenanteil für die Ernährung der Haushalte in Österreich nicht steigen. 1960 wurden noch durchschnittlich 45 % der Gesamtausgaben für Nahrungs- und Genussmittel aufgebracht, heute liegt dieser Anteil bei ungefähr 20 %.

Bei der Bevölkerung der EU steht die Qualität und Frische bei der Auswahl von Lebensmitteln an erster Stelle, gefolgt vom Preis, Geschmack, gesunder Ernährung und familiären Wünschen. In Österreich wie auch in Deutschland und Belgien ist jedoch die gesunde Ernährung wichtiger als der Geschmack. Auch regionale Unterschiede konnten in Österreich aufgezeigt werden. Ein hohes Gesundheitsbewusstsein konnte in den Bundesländern Vorarlberg, Tirol, Steiermark und Kärnten festgestellt werden.

III. Ernährungstrends in Österreich

Die Ernährungsgewohnheiten sind laufend Veränderungen unterworfen. In Kriegs- und Zwischenkriegszeiten war das Nahrungsangebot reduziert, eine Art „Notverpflegung" stand im Vordergrund. Geprägt durch Mangel und Hunger wurden Ersatzprodukte entwickelt (zum Beispiel: Kaffee-Ersatz, Kakao-Ersatz, Honig-Ersatz oder „Schlagobers-Ersatz", der aus Magermilch, Wasser, rohen geriebenen Kartoffeln und etwas Zucker zubereitet wurde).
Mit dem wirtschaftlichen Aufschwung in der Nachkriegs- und Friedenszeit änderte sich auch das Ernährungsverhalten.

	Trend	Kennzeichen
Kriegs- und Zwischenkriegszeit	Notverpflegung	Ersatzprodukte
Nachkriegs- und Friedenszeit	Quantitative Fresswelle	Viel Fett, köstlich deftig
	Qualitative Freßwelle	Inhaltsstoffe gewinnen an Bedeutung
	Müsli-Ära	Gesundheitsaspekte treten hinzu
	Diät-Welle	Diverse Diäten
Aktuell	Light-Welle	Lightprodukte bereichern Diäten
	Fast-Welle	Fastfood- und Convenience-Produkte
Zukunft	Snacking	Mehrere kleine Mahlzeiten über den Tag verteilt

Die Bedeutung von „Fastfood" und der Zwischenmahlzeiten wird weiter zunehmen, die Qualität dieser Produkte wird sich verbessern. Neue Produkte werden auf dem Markt erscheinen um weitere Bedürfnisse zu befriedigen und die Anzahl der „outlets" für „Fastfood" wird weiter steigen.
„Wechselnde Ess- und Ernährungsstile" werden sich durchsetzen, das heißt, man wird in zunehmendem Maße das Ernährungsverhalten laufend wechseln.

IV. Bedeutung der Adipositas für die Bevölkerungsentwicklung

Übergewicht entsteht bei etwa einem Prozent aller Fälle durch hormonelle Störungen wie etwa Schilddrüsenveränderungen, Störungen im Bereich der Sexualhormone oder des Nebennierenrindenhormons. Fast alle anderen Personen mit zu hoher Körperfülle haben im Laufe der Zeit einfach ihrem Organismus zuviel „Gutes" getan, d.h. mehr Energie zugeführt als verbraucht wurde. Das kann natürlich auch schon im Kindesalter passieren. Für Kinder und Jugendliche ergeben sich zwar unmittelbar keine drastischen gesundheitlichen Gefahren, trotzdem ist ein Einschreiten im Kindes- bzw. Jugendalter schon deshalb sinnvoll, um die dann im Erwachsenenalter auftretenden unangenehmen und medizinisch nachteiligen Folgen zu verhindern.

Wenngleich die Vorteile des Abbaus von Übergewicht am besten anhand der kardiovaskulären Erkrankungen studiert wurden, ist es unzweifelhaft so, dass auch eine Reihe anderer Gesundheitsstörungen positiv beeinflusst werden und sich vor allem die körperliche, aber auch psychische Befindlichkeit wesentlich verbessern kann. So zählt das Erreichen oder Beibehalten eines Normalgewichtes zu den wirksamsten präventiven Maßnahmen, die zur Verfügung stehen.

Die Bedeutung eines hohen Adoleszentengewichtes wurde in einer Nachuntersuchung der „Harvard Growth Study" gezeigt. Hoch normalgewichtige bis übergewichtige Jugendliche zeigen in den nächsten 50 Jahren eine erhöhte Mortalität (nur Männer), in beiden Geschlechtern eine auf das 3–5fache erhöhte Morbidität und eine eklatant erhöhte Pflegebedürftigkeit im Alter (Männer 5x und Frauen etwa 7x so hoch). Das unterstreicht die Notwendigkeit einer effektiven Adipositasprävention in der Jugend.

V. Gesundheitskosten und Rolle der Primärprävention

1. Adipositasbedingte Kosten für das Gesundheitswesen

Die Prävalenzen für Übergewicht und Adipositas nehmen weltweit zu, besonders in Industriestaaten wie in den USA und in Deutschland. Die Adipositas verursacht nicht nur direkte und indirekte Kosten durch die Erkrankung selbst, sondern erhöht auch das Risiko des Entstehens einer Reihe von Begleiterkrankungen. Die mit der Therapie der Folgeerkrankungen der Adipositas in Zusammenhang stehenden Kosten tragen zur Kostenexplosion im Gesundheitswesen der westlichen Industriestaaten entscheidend bei.

Aufgrund des vielseitigen Umfanges der Folgekosten des Übergewichtes existierten bis jetzt wenige Studien, die sich mit allen wirtschaftlichen Aspekten der Adipositasfolgekosten beschäftigten. Erst eine Analyse von Wolf & Colditz (Harvard Medical School) konnte annähernd die wahren Dimensionen dieser Problematik aufzeigen. Bei diesem sehr aufwendigen Analyseprojekt haben sich die Autoren mit folgenden Aspekten des Übergewichtes in den Vereinigten Staaten auseinandergesetzt:

a) Folgekosten des NIDDM

* Routinebehandlung für adipöse NIDDM-Patienten
* diabetische Spätkomplikationen wie Retinopathie, Neuropathie
* makrovaskuläre Erkrankungen (Mortalität und Morbidität)

Da laut allen Analysen 94 % der Patienten mit NIDDM übergewichtig waren, wurde der prozentuelle Anteil von Gesamtfolgekosten abgezogen.

b) Folgekosten der Gallenwegserkrankungen

Es konnte gezeigt werden, dass 33 % der Patienten, die sich einer Cholezystektomie-Operation unterzogen hatten, übergewichtig waren. In 90 % der Fälle konnte auch Übergewicht als direkte Ursache festgestellt werden. Fazit: 30 % der Gesamtkosten der Cholezystektomie-Operationen gehen auf das Konto der Adipositas.

c) Folgekosten der Kardiovaskulären Erkrankungen
Anteil der Übergewichtigen bei CVD-Patienten 27 %, bei 70 % dieser Patienten konnte ein direkter Zusammenhang und Kausalität zwischen CVD und Adipositas gezeigt werden; weswegen statistisch gesehen 19 % (0,27 x 0,7) der Gesamtkosten der CVDs Adipositas-bedingt sind.

d) Folgekosten der neoplastischen Erkrankungen
Da sehr viele epidemiologische Studien eine deutlich erhöhte Inzidenz bestimmter Krebsarten (Prostata, Mama, Ovarien, Colon, Gebährmutter) bei übergewichtigen Patienten zeigten, konnte aufgrund komplizierter Analysen gezeigt werden, dass 2,3 % der Krebsfolgekosten in direktem Zusammenhang zur Adipositas stehen.

e) Folgekosten der degenerativen Erkrankungen des Bewegungsapparates
Hier kommt das Übergewicht auf einen Anteil von 10 %.

f) Indirekte Folgekosten des Übergewichtes
- Kosten aufgrund des Produktivitätsverlustes
  Es konnte berechnet werden, dass allein im Jahr 1988 ca. 52,6 Mio Arbeitstage aufgrund der übergewichtsassoziierten Krankheiten bei den Arbeitern und Angestellten verloren gegangen sind. Bei dieser Berechnung wurden Patienten älter als 64 Jahre nicht berücksichtigt.
- Mortalitätskosten
  Direkte Folgekosten durch vorzeitigen Verlust hochqualifizierter Arbeitskräfte. Die oben genannten Autoren konnten die Summe von 68,8 Milliarden US$ Folgekosten des Übergewichtes für das Jahr 1990 berechnen (Tendenz steigend!). Eine genaue Aufschlüsselung können Sie der umseitigen Tabelle entnehmen. Die Autoren selber geben zu, dass sie trotz ihrer intensiven Arbeit zwei wichtige Gebiete nicht in Betracht gezogen haben:
- **Die Folgekosten der Depression,**
  die bewiesenermaßen eine wesentlich höhere Inzidenz bei Übergewichtigen hat.
- Was kein Analytiker der Welt genau berechnen kann, ist die **Dunkelziffer jener Gelder, die Patienten für unseriöse Diätprodukte, die primär über Briefkastenfirmen unkontrollierbar vertrieben werden, ausgeben.**

Kosten ($ Billionen) der Adipositas (BMI ≥ 30) in den USA, 1995

Ursachen	Relatives Risiko	durchschn. %	Direkte Kosten
Typ 2 Diabetes	11	69	36,6
KHK	4	40	16,2
Hypertonie	4	40	7,6
Gallenblasenerkr.	5,5	50	4,3
Karzinome Brust Endometrium Kolon	 1,3 2,5 1,5	 7 27 10	 0,53 0,23 0,89
Osteoarthritis	2,1	20	3,6
Total			70 Billionen

Prävalenz der Adipositas = 25,5 % (NHANES III)
für Brust- und Endometriumkarzinom eine Prävalanz = 24,9 % (Flegal at al. 1998)
Colditz GA (1999): Economic costs of obesity and inactivity. Medicine&Science in Sports&Exercise. S665

Da die Inzidenz der Adipositas in den europäischen Ländern nur leicht niedriger als die in den Vereinigten Staaten und die Krankheitsverhältnisse durchaus vergleichbar sind, können wir davon ausgehen, dass diese Analyse auch bei uns Gültigkeit hat.

1996 beliefen sich die direkten Kosten der Adipositas in Österreich auf 9–15 Mrd. ATS (ca. 5–8 % der Gesamtausgaben des österreichischen Gesundheitswesens). Dabei sind Kosten für Invaliditäts- oder Frühpensionierungen noch nicht erfasst.

	Mehrkosten für die Gemeinschaft	
Direkt:		
		5–8 % der Gesundheitsausgaben
	Gesamtausgaben 1996: 193 Mrd. ATS	9–15 Mrd. ATS
	Krankenversicherung 1996: 114 Mrd. ATS	5–9 Mrd. ATS
	Kosten für Invaliditäts- oder Frühpensionierungen nicht erfasst	
Indirekt:		
	Produktivitätsverluste durch Krankheit und Pensionierung	

Statistische Nachrichten 5/1998, Statistisches Jahrbuch 1998

2. Rolle der Primärprävention

Bislang spielte die Adipositas bei Ärzten und bei Gesundheitspolitikern eine untergeordnete Rolle. Die zunehmende Anzahl von Übergewichtigen sowie die aufwendige und schwierige Therapie der Adipositas rechtfertigen jede Maßnahme zur Primärprävention. Wir müssen unbedingt bereits im Kindesalter vorbeugend einwirken und diese Prävention lebenslang aufrechterhalten, ist die Zunahme der Adipositas mit dem Lebensalter doch so eindrücklich.

Bewusste fettarme bzw. wenig kaloriendichte Ernährung und Ausdauerbelastung bzw. „aktiver Lebensstil" müssen zentrale Lehrinhalte in Kindergarten und Schule werden. Schon zuvor gehört im Rahmen der Schwangerenbetreuung Augenmerk auf möglichst geringe Gewichtszunahme während der Schwangerschaft, Stillverhalten und die Ernährung des Kleinkindes gelegt. Dem Bewusstsein „sich alles leisten zu können" muss ein bewusstes Umgehen mit dem Überangebot an Nährstoffen und kaloriendichten Getränken weichen.

Die **Primärprävention** der Adipositas ist vielleicht **DER** zentrale Punkt für die Zukunft und wird in seiner Effizienz zu beforschen sein.

Ätiologie der Adipositas

Die Ursache der Adipositas ist multifaktoriell und sicherlich individuell verschieden. Im folgenden sollen die Hauptkomponenten und mögliche ursächliche Faktoren erörtert werden.

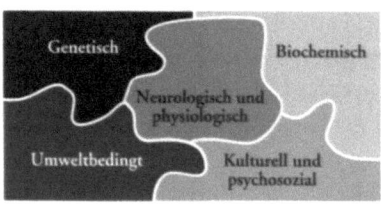

I. Mögliche genetische Grundlagen

Die genetische Basis spielt in der Entstehung der Adipositas eine große Rolle. Ist ein Elternteil adipös, beträgt das Risiko für die Kinder 40 %, sind beide Elternteile adipös, sogar 80 %, ebenfalls an Adipositas zu erkranken. Der Anteil der Vererbung der Adipositas wird auf 25 %, jener an kulturellem Einfluss auf 30 % geschätzt. 45 % dürften durch die Lebensumstände und die Umweltsituation bedingt sein (Bouchard). Extreme Formen der Adipositas könnten eher durch einen singulären Gendefekt bedingt sein (siehe auch das Kapitel über genetische Adipositas), während bei moderater Adipositas ein polygenetischer Vererbungsweg im Vordergrund stehen dürfte. Es existieren eine Reihe von Kandidatengenen, von denen die derzeit interessantesten im folgenden kurz abgehandelt werden.

Einfluss des Grundumsatzes

In Familienstudien und in Zwillingsuntersuchungen konnte ein genetischer Effekt von etwa 40 % ausgemacht werden. Erklärt werden kann diese Tatsache möglicherweise durch die bei Adipösen veränderte Muskelfaserzusammensetzung.
Es zeigte sich eine inverse Korrelation zwischen Körperfett und langsamen (Typ-I-) Muskelfasern, die eine hohe Mitochondrien-

dichte und damit eine hohe oxidative Kapazität aufweisen. Je geringer der Prozentsatz von langsamen Muskelfasern, desto geringer ist auch der Grundumsatz. Wahrscheinlich gibt es weiter bisher unbekannte Stoffwechselmechanismen, die den reduzierten Grundumsatz erklären.

Leptin- und Leptinrezeptorgene

Die Sekretion von Leptin durch den Adipozyten unterliegt der Regulation durch die Fettzellmasse, Insulin und Glukokortikoide. Im Tiermodell konnte gezeigt werden, dass Leptin an die Kurzform des Rezeptors im Plexus choroideus zum Transport über die Blut-Hirnschranke sowie an die lange Form im Hypothalamus bindet.

Dort bewirkt Leptin über ein intrazelluläres Signalsystem die Verminderung der Sekretion von Neuropeptid-Y (NPY) und Melanozyten-stimulierendem Hormon (MSH). Dies führt zu einer Verminderung der Nahrungsaufnahme. Ein weiterer Effekt ist die Erhöhung des Sympathikotonus, die zu einer gesteigerten Thermogenese führt. Außerdem bewirkt die durch Leptin bedingte Stimulierung von LHRH die Auslösung der Pubertät. Während bei der ob/ob-Maus ein Produktionsdefekt von Leptin vorliegt, findet sich bei der ebenfalls adipösen db/db-Maus ein Leptinrezeptordefekt. Beim Menschen besteht eine enge Korrelation der Leptinspiegel mit der Fettmasse, wobei Frauen einen höheren Leptinspiegel aufweisen. Da sich jedoch beim Menschen auch keine Mutationen am Rezeptor finden, könnte nur eine Störung der Postrezeptorsignalwirkung an der Entstehung der Adipositas beteiligt sein.

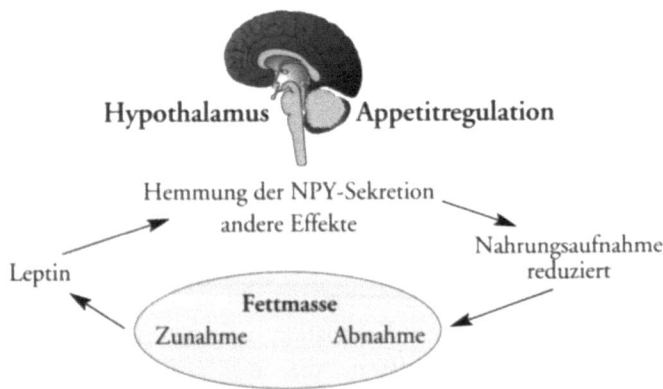

Beta3-adrenerger Rezeptor

Das adrenerge System spielt eine wichtige Rolle in der Regulation des Energieverbrauches unseres Körpers. Katecholamine stimulieren die Lipolyse in den Fettzellen und die Thermogenese im „braunen Fettgewebe" und Skelettmuskel.

Seit kurzem ist uns ein spezifischer β-adrenerger Rezeptor bekannt, der besonders in dieser komplexen Regulation involviert ist. Dieser sogenannte β3-adrenerger Rezeptor vermittelt die Katecholamin-induzierte Thermogenese im braunen Fettgewebe, das allerdings beim Erwachsenen nur rudimentär ausgebildet ist. Es findet sich bei erwachsenen Menschen hauptsächlich an den großen Gefäßen im Thorax- und Abdominalbereich. Dieser Rezeptor wird allerdings im weißen Fettgewebe exprimiert und könnte über die Steuerung der Lipolyse die Fettzellgröße und somit die Leptinsekretion beeinflussen. In einigen Studien konnte ein Zusammenhang zwischen der Trp64Arg Mutation dieses Rezeptors und Faktoren des Insulinresistenzsyndroms gezeigt werden. Diese Ergebnisse wurden jedoch in anderen Untersuchungen nicht bestätigt. Diese Mutation dürfte somit nicht ursächlich an der Entstehung der Adipositas beteiligt sein, könnte jedoch die phänotypische Expression der Adipositas beeinflussen.

Uncoupling Proteine (UCP 1,2,3)

Uncoupling Proteine sind mitochondriale Membrantransporter, die den Protonengradienten entkoppeln und somit Wärmeproduktion an Stelle von Energiespeicherung induzieren. Vor kurzem konnte gezeigt werden, dass UCP 2 im Fettgewebe bei morbid adipösen Patienten vermindert exprimiert wird. Dies könnte bei diesen Patienten die Entstehung der Adipositas über eine Verminderung der postprandialen Thermogenese fördern.

Mutationen am Melanocortin-4 Rezeptor Gen

Der Melanocortin-4 Rezeptor und sein Ligand MSH (Melanozyten stimulierendes Hormon) sind von zentraler Bedeutung in der Appetithemmung und der Steigerung des Energieumsatzes. Verschiedene Mutationen am Melanocortin-4 Rezeptor konnten bei adipösen Patienten nachgewiesen werden.

Defekte der Prohormon-Convertase

Die Prohormonconvertase beeinflusst die Bildung von Insulin, Glucagon-like Peptide, NPY, Cholecystokinin und anderen Hormonen aus den entsprechenden Pro-Hormon Vorstufen.

Defekte der Prohormon-Convertase führen zur Hyperproinsulinämie, zum Hypogonadismus und zur Adipositas, bedingt durch komplexe Störungen der Appetitregulation, des Sättigungsmechanismus und Energiehaushalts. Bei Patienten mit einem Defekt der Prohormonconvertase konnte jedoch allein durch Diät häufig eine Gewichtsnormalisierung erreicht werden.

Im Tiermodell beschriebene genetische Defekte

Neben den angeführten Genorten sind im Tiermodell eine Reihe von Kandidatengenen beschrieben worden, die mit der Entwicklung einer Adipositas assoziiert sind.

So ließen sich bei adipösen Mäusen Mutationen am Agouti-Gen nachweisen, dessen Genprodukt den durch alpha-Melanozyten stimulierendes Hormon induzierten cAMP Anstieg und dadurch die Lipolyse beeinflusst.

Mutationen am Fat-Gen führen im Tiermodell zur Abnahme der Carboxypeptidase-A-Aktivität und damit zur Hyperproinsulinämie. Mutationen am Tub-Gen, das vor allem im Hypothalamus exprimiert wird, beeinflussen möglicherweise über zentrale Mechanismen Appetitregulation und Energiehaushalt.

Beim Menschen konnten bislang jedoch keine entsprechenden genetischen Defekte nachgewiesen werden.

Adipozytendifferenzierung und -funktion

In der Pathophysiologie der Adipositas ist die Adipozytenfunktion von zentraler Bedeutung, und Adipozyten werden als endokrin aktive Zellen von einer Reihe von Regulationsmechanismen beeinflusst. Die **Differenzierung von Adipozyten** aus Vorstufen erfolgt während des gesamten Lebens. Liganden der nukleären Hormonrezeptorfamilie **PPAR-y** (peroxisome proliferator activated receptor) fördern die

Differenzierung der Adipozyten, Somatotropin und Tumor Nekrose Faktor (TNF) alpha hemmen sie.

Im Hinblick auf die intrazelluläre Lipidakkumulation kommt dem Acylation Stimulating Protein eine wichtige Rolle zu, da es die Aufnahme und Esterifizierung von freien Fettsäuren fördert und mit zunehmender Differenzierung Adipozyten dieses Enzym vermehrt produzieren. In diesen unterschiedlichen Systemen der Adipozytendifferenzierung und Lipidakkumulation sind genetische Defekte möglich, wie auch in der Adipozytenfunktion. So sind die Uncoupling Proteine (UCP) in Thermogenese und Lipolyse involviert, und genetische Polymorphismen der UCPs bewirken, wie auch Veränderungen an den beta3-adrenergen Rezeptoren, eine Veränderung des Grundumsatzes der Patienten.

II. Energiebilanz

Die alarmierende Zunahme des Körpergewichtes in Industrieländern ist nicht durch eine zunehmende Energieaufnahme, sondern durch einen verminderten Energieverbrauch zu erklären. Hauptverantwortlich dafür ist die unzureichende körperliche Aktivität im Alltagsleben.
Der Energieverbrauch des Menschen besteht aus drei Komponenten: Grundumsatz, Thermogenese (Wärmebildung) und körperliche Aktivität. Zu einer Gewichtszunahme kommt es immer dann, wenn die Energiebilanz positiv ist, d.h. Energieaufnahme und Energieverbrauch sich nicht die Waage halten. Dafür verantwortlich können alle drei Komponenten sein, der Grundumsatz, die Thermogenese und die körperliche Aktivität.

Aufnahme von Nährstoffen in den menschlichen Körper und ihr weiterer Verbleib

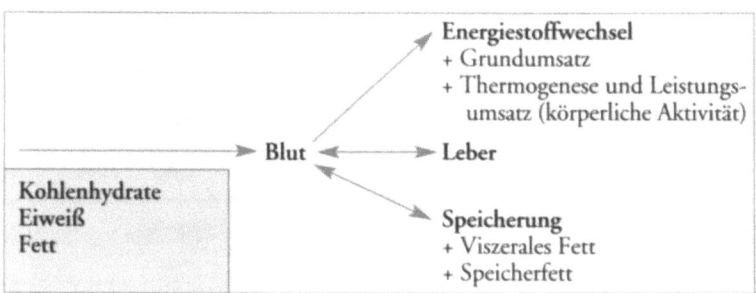

Die mittel- bis längerfristige Regulation des Körpergewichtes resultiert somit aus der Energiebilanz jedes Individuums. Dabei ist zu beachten, dass dies nur für längerdauernde Perioden gilt. Einmalige Ausreißer der Energiezufuhr über den durchschnittlichen Verbrauch schlagen sich, bedingt durch autoregulatorische Vorgänge, kaum im Körpergewicht nieder.

Grundumsatz

Der Grundumsatz ist der Energieverbrauch in völliger körperlicher Ruhe nach nächtlichem Fasten und beträgt 60–75 % des Gesamtenergieverbrauchs. Er deckt damit den Energiebedarf für die Erhaltung von Grundfunktionen des Menschen.

Der Grundumsatz wird von Alter, Geschlecht, fettfreier Körpermasse (= Muskelmasse), aber auch genetischen Determinanten bestimmt. Der Grundumsatz geht ab dem 20. Lebensjahr pro Dekade um ca. 2–3 % zurück.

Frauen haben (unabhängig von der fettfreien Masse) einen um etwa 200 kcal geringeren Grundumsatz als Männer. Alter, Geschlecht und fettfreie Körpermasse erklären ungefähr 83 % der Varianz des Grundumsatzes. Die genetische Disposition erklärt etwa 11 % der Varianz. Ein niedriger Grundumsatz führt daher meist längerfristig zu einer Gewichtszunahme.

Energiebilanz als Regulator des Körpergewichtes

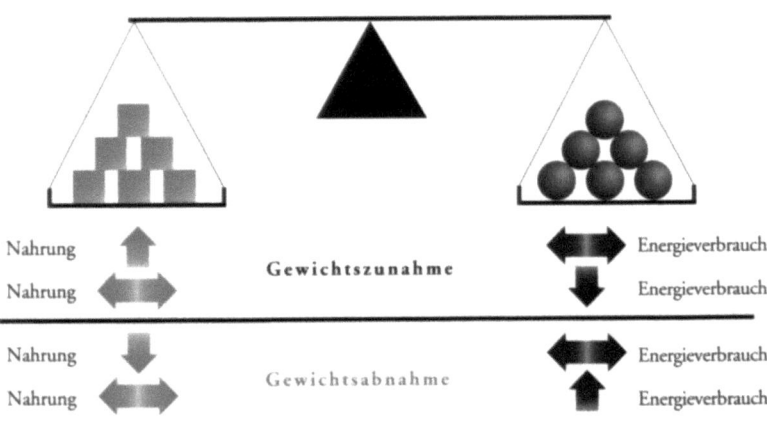

Thermogenese

Unter Thermogenese versteht man den Energieverbrauch durch wärmebildende Stimuli wie Verdauung („thermic effect of food"), Muskelarbeit, psychische Stimuli, Hormone und Medikamente. Der Anteil am Energieverbrauch beträgt ca. 10–20%.
Zur thermogenetischen Wirkung der Hauptnährstoffe ist anzumerken, dass bei Fett 2–3% der enthaltenen Energie, 5–8% bei Kohlenhydraten, aber 30–40% bei Eiweiß im Rahmen von Resorption und Oxidation in Wärme umgewandelt wird. Mehrere Studien legen nahe, dass bei Adipösen die nahrungsinduzierte Thermogenese geringer ist als bei schlanken Personen. Ebenso produzieren Adipöse bei körperlicher Belastung weniger Wärme als Normalgewichtige. Grundumsatz und Thermogenese sind im Gegensatz zur körperlichen Aktivität nur wenig beeinflussbar.

Körperliche Aktivität

Man unterscheidet spontane und fakultative Aktivität, wobei letztere stark variabel ist. Bei geringer Aktivität in Beruf und Freizeit beträgt

Energieverbrauch bei verschiedenen Tätigkeiten

Tätigkeit	Dauer der Tätigkeit	Energieverbrauch
Joggen	10 Minuten	100 kcal
Treppen steigen	10 Minuten	100 kcal
Wandern	1 Stunde	200 kcal
Rad fahren	30 Minuten	200 kcal
Schwimmen	30 Minuten	200 kcal
Gymnastik	30 Minuten	150 kcal
Tennis	30 Minuten	150 kcal
Fenster putzen	30 Minuten	100 kcal
Boden säubern	30 Minuten	100 kcal
Bügeln	1 Stunde	100 kcal
Kochen	1 Stunde	100 kcal
Gartenarbeit	30 Minuten	120 kcal

der Anteil etwa 15–25 %. Im Extremfall kann dieser Anteil jedoch bis zu 75 % betragen. Verminderte Bewegung erhöht langfristig das Körpergewicht; möglicherweise sind Adipöse auch spontan weniger körperlich aktiv als Normalgewichtige.

III. Einfluss der Ernährung

1. Neurohumorale Regulation von Hunger und Sättigung

Die Regulation von Hunger, Appetit und Sättigung ist nur teilweise bekannt. Man geht davon aus, dass die zentralnervöse Regulation in hypothalamischen Kerngebieten lokalisiert ist. Danach befinden sich neuronale Systeme für das Sättigungszentrum (medial) und für das Hunger-Esszentrum (lateral) im Hypothalamus.

Auch extrahypothalamische Areale scheinen für die Regulation der Nahrungsaufnahme eine Rolle zu spielen.

Im Tierversuch induziert eine Zerstörung des Sättigungszentrums eine Adipositas und die Zerstörung des Hungerzentrums eine verringerte Nahrungsaufnahme.

Im Hypothalamus befinden sich eine Reihe von biochemischen Substanzen sowie deren Rezeptoren, die eine Rolle als Neurotransmitter ausüben. Es handelt sich um Neurotransmitter wie Katecholamine (Noradrenalin und Adrenalin) sowie Dopamin und Serotonin.
Die Neurotransmitter können in verschiedenen zerebralen Arealen unterschiedlich wirken.

Noradrenalin

NA entfaltet eine nahrungssteigernde Wirkung im medialen Hypothalamus über α_1-Rezeptoren. Im lateralen Hypothalamus wird die Nahrungsaufnahme durch NA gehemmt, dieser Effekt überwiegt im Normalfall. Das Noradrenalinsystem wird durch Stress, körperliche Aktivität und Hunger stimuliert. Amphetamine stimulieren die Freisetzung von Noradrenalin in Nervenendigungen und reduzieren damit den Hunger. Noradrenalin führt zu einer Nahrungspräferenz für Kohlenhydrate.

Dopamin

Dopamin wirkt v.a. im lateralen Hypothalamus und hemmt ebenfalls den Appetit. Dopamin reduziert selektiv die Aufnahme von Eiweiß und Fett.

Serotonin (5-Hydroxy-Tryptamin)

Serotonin wirkt nahrungsdepressorisch in allen Hypothalamuskernen über spezifische Rezeptoren. Studien haben gezeigt, dass Serotonin Appetit und Nahrungsaufnahme verringert. Serotonin führt zu einem verstärkten Verlangen nach Eiweiß und einem verringerten Verlangen nach Kohlenhydraten und Fett.

Beeinflussung der Nahrungsaufnahme durch Neurotransmitter in verschiedenen Regionen des Hypothalamus und Auswirkungen auf die Nahrungspräferenz (↑ Steigerung bzw. ↓ Reduktion der Nahrungsaufnahme)

	Medialer Hypothalamus	Lateraler Hypothalamus	Nahrungspräferenz
Noradrenalin	↑	↓	Kohlenhydrate ↑
Dopamin		↓	Eiweiß und Fett ↓
Serotonin	↓	↓	Kohlenhydrate und Fett ↓

Die neurohumorale Regulation auf der Basis der bestehenden genetischen und biochemischen Faktoren kann mittels Selbststeuerung in variablem Ausmaß beeinflusst werden und somit das eigentliche Appetitverhalten gestalten.

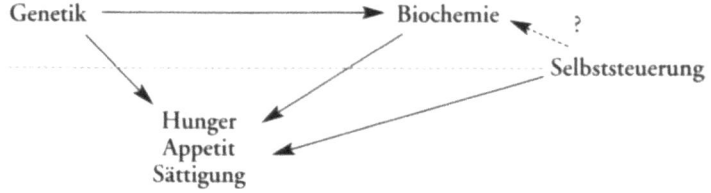

2. Nahrungsaufnahme, Malabsorption, Maldigestion

Die Nahrungsaufnahme ist ziemlich ident mit der auch tatsächlich verwerteten Nahrungsmenge. Bei Personen ohne spezifischer Malabsorptions- oder Maldigestionserkrankung werden ca. 5 % der aufgenommenen Energie über den Stuhl ausgeschieden. Diese Menge unterliegt an sich nur sehr geringen individuellen Schwankungen. Damit wird die Diskussion über eine „gute" oder „schlechte" Verdauung im Rahmen der Regulation des Körpergewichtes deutlich relativiert.

3. Energiedichte der Nahrung

In der Energiezufuhr schlagen die Hauptnährstoffe mit ihren spezifischen Energieinhalten zu Buche.

Energieinhalte der Nährstoffe

Nährstoff	kcal / g
Fett	9
Eiweiß	4
Kohlenhydrate	4
Alkohol	7

Dabei stellt der Alkohol ein spezifisches Problem dar. Wird im Rahmen einer isokalorischen Ernährung ein Teil der Kalorien in Form von Alkohol zugeführt, kommt es zu einer Gewichtsreduktion, induziert durch eine erhöhte Thermogenese.

Wird Alkohol im Rahmen einer Überbilanzierung zugeführt, kommt es über eine Hemmung der Fettoxidation zu einer vermehrten Lipogenese und damit zu einer Zunahme des Körperfettes. Bei besonders großen Mengen von Alkohol wird ein Teil nicht mehr über die Alkoholdehydrogenase abgebaut, sondern über das sogenannte „microsomal ethanol oxidizing system". Dieser Anteil wird über eine entkoppelte oxidative Phosphorylierung praktisch ausschließlich in Wärme umgewandelt. Ein günstiger Effekt höherer Alkoholdosen ist insgesamt jedoch nicht gegeben.

Nicht zu vernachlässigen ist auch der hohe kalorische Gehalt an zuckerhältigen und alkoholischen Getränken, deren Zufuhr nicht durch eine Reduktion von Nahrungskomponenten kompensiert wird.

Auch Getränke haben Kalorien

Energie- und Alkoholgehalt üblicher Getränke

Frucht- und Gemüsesäfte	Menge	kcal	Gramm Alkohol
Mineralwasser mit Kohlensäure	250 g	-	-
Fruchtsaftgetränk	250 g	135	-
Bitter Lemon	250 g	85	-
Orangensaftlimonade	250 g	75	-
Cola	250 g	115	-
Cola light	250 g	-	-
Spezi	250 g	75	-
Fruchtsaftgetränke aus Kernobst	250 g	192	-
Fruchtsaftgetränke aus Steinobst	250 g	102	-
Traubenfruchtsaftgetränk	250 g	137	-
Fruchtsaftgetränk aus Beeren	250 g	102	-
Zitronen-Orangenlimonade	250 g	75	-
Zitronensaftlimonade	250 g	75	-
Orangenfruchtsaft	250 g	93	-
Apfelfruchtsaft	250 g	93	-
Grapefruchtsaft	250 g	95	-
Johannisbeer-Fruchtsaft	250 g	83	-
Bananennektar	250 g	133	-
Ananasnektar	250 g	236	-
Erdbeersaft, ungesüßt	200 g	48	-
Heidelbeersaft	200 g	126	-
Molke mit Fruchtzubereitung	250 g	175	-
Tomatentrunk	250 g	30	-
Roter Rübensaft	250 g	58	-
Sauerkrautsaft	250 g	45	-
Kaffee, Tee	**Menge**	**kcal**	**Gramm Alkohol**
Bohnenkaffee, schwarz	250 g	-	-
Kaffee mit Schuss Milch	250 g	15	-
Kaffee mit Milch und Zucker	250 g	85	-
Kaffee mit Maresi und Zucker	250 g	90	-

Kaffee mit Zucker	250 g	80	-
Tee/Früchtetee ohne Beigaben	250 g	-	-
Tee schwarz m. Milch u. Zucker	250 g	83	-
Tee schwarz m. Sahne u. Zucker	250 g	110	-
Tee schwarz m. Rum u. Zucker	250 g	182	5,9
Vollmilch	250 g	165	-
Milchmischerzeugnisse fettarm	250 g	292	
Kakao	250 g	138	-
Bier, Wein	**Menge**	**kcal**	**Gramm Alkohol**
Bier alkoholfrei	500	140	1,5
Malzbier	500	245	6,4
Bier Export, hell	500	225	22,5
Hefe-Weizenbier obergärig	500	200	17,5
Bier dunkel	500	195	17,5
Radler	500	170	10
Weißwein trocken	125	82	10,5
Weißwein Spätlese	125	100	11
Eiswein Beerenauslese	125	128	12,5
Rotwein mittel Qualitätswein	125	75	10
Burgunder	125	93	12,5
Schillerwein/Rotling	125	93	10,9
Spritzer	250	100	11
Glühwein	250	230	17,5
Bowle/Punsch	250	255	20,6
Schaumwein	100	72	9
Sekt	100	72	9
Champagner	100	72	9
Apfelwein	125	60	6,2
Most	250	120	12,5
Brände, Liköre	**Menge**	**kcal**	**Gramm Alkohol**
Ouzo	2 cl	50	7
Klarer	2 cl	50	7
Arrak	2 cl	47	6,6
Gin	2 cl	50	7
Whisky	2 cl	50	7

Branntwein aus Zuckerrohr	2 cl	47	6,6
Rum, 38 %	2 cl	47	6,6
Zwetschkenwasser	2 cl	50	7
Branntwein aus Getreide	2 cl	50	7
Wacholderschnaps	2 cl	50	7
Genever	2 cl	40	5,6
Kirschwasser	2 cl	50	7
Cognac	2 cl	47	6,6
Weinbrand	2 cl	47	6,6
Calvados	2 cl	47	6,6
Fruchtsaftlikör	2 cl	69	5,8
Cherry-Brandy	2 cl	69	5,8
Maraschino	2 cl	70	5,8
Apricot-Brandy	2 cl	71	5,8
Curacao	2 cl	65	5,9
Weingeist	2 cl	50	7
Grand Marnier	2 cl	71	5,8
Mandellikör	2 cl	69	4,6
Eierlikör	2 cl	64	4
Kräuterbitter	2 cl	60	6,8
Würzkrautlikör	2 cl	37	4
Wermuth trocken	5 cl	62	6,9
Wermuth süß	5 cl	80	6,5
Portwein	5 cl	83	8
Sherry	5 cl	64	7,7
Sherry trocken	5 cl	59	7,8
Tokayer	5 cl	90	9
Likörwein süß und trocken	5 cl	80	8,6

4. Reward Deficiency Syndrome

Die bisher beschriebenen Regelmechanismen beziehen sich auf die Regulation von Hunger und Sättigung. Ein Aspekt, der in der Forschung relativ vernachlässigt worden ist, ist die Tatsache, dass Essen nicht nur durch Hunger(gefühl) induziert wird, sondern auch im Laufe unserer menschlichen, kulturellen Entwicklung immense Bedeutung als „Belohnung" gefunden hat, sodass heute viele namhafte Verhaltensforscher, wie Prof. Allen Levine, University of Minnesota, den Stimulus zum Essen in zwei Kategorien unterteilen, nämlich in:

- eating induced by hunger
- eating induced by reward

Bei näherer Betrachtung ist es auch naheliegend, dass das Essen und die Zusammensetzung der Nährstoffe den Spiegel jener Neurotransmitter im ZNS, die ein Glücks- und Belohnungsgefühl hervorrufen (Katecholamine, Endorphine,...) beeinflussen können.

So ist langsam auch die Überlegung entstanden, dass viele Patienten ihr Glücks- und Belohnungsbedürfnis durch das Essen (in Analogie zu Nikotin- und Alkoholabusus) erfüllen. Wenn nun durch Diäten die Zusammensetzung unserer Nahrung abrupt geändert wird, besteht die Gefahr einer Entzugssymptomatik, was zu einem schnellen Rückfall der Patienten zu alten Ernährungsgewohnheiten führen kann.

Diese vollkommen neue Betrachtung des Essverhaltens und die neuen Kenntnisse auf diesem Gebiet eröffnen uns spannende Perspektiven in therapeutischen Ansätzen.

IV. Lebensstil

Übergewicht und Adipositas entstehen durch vermehrte Fettzufuhr und verminderte körperliche Aktivität auf der Basis einer entsprechenden genetischen Disposition. Es findet sich eine eindeutige Korrelation zwischen der Adipositas und dem Fettkonsum, der auf Grund der „westlichen" Ernährungsgewohnheiten in den letzten Jahren kontinuierlich zunimmt. Hier ist vor allem die Einnahme fettreicher Imbisse zwischen den Hauptmahlzeiten zu erwähnen. Fett ist nicht nur ein Energielieferant und Transportvehikel für die Aufnahme fettlöslicher Vitamine, sondern auch ein Geschmacksträger. Hinzu kommt, dass Snacks zusätzlich zu den üblichen Hauptmahlzeiten konsumiert werden. Dies geschieht oft unbewusst, weshalb diese zusätzliche Energiezufuhr nicht wahrgenommen wird. Neuere Studien dehnen die Bedeutung fettreicher auf „energiedichte" Ernährung aus. Die Verminderung der körperlichen Aktivität durch die zunehmende Technisierung (Aufzüge, Rolltreppen, Motorisierung, sitzende Tätigkeit, Fernseh- und Videokonsum, Arbeit am Computer) begünstigt außerdem eine positive Energiebilanz, die über längere Zeit zur Adipositas führt.

V. Soziokulturelle Faktoren

Einflüsse der Umwelt auf das Körpergewicht beschränken sich nicht nur auf das Angebot von Nahrung und Aktivität, sondern gerade in unserem Zeitalter kommen weitere Faktoren dazu, wie kultureller Hintergrund, soziale und politische Faktoren, Verdienst und Bildungsniveau und auch Beeinflussung durch Massenmedien und Lebensmittelindustrie.

Einen wesentlichen Einfluss auf das Körpergewicht hat der soziale Status der Bevölkerung. Adipositas findet sich in den Industrieländern signifikant höher bei niedrigem sozioökonomischen Status. Nur in einigen wirtschaftlich unterentwickelten Ländern Afrikas und Asiens hat die Bevölkerung aus höheren sozialen Schichten ein deutlich erhöhtes Körpergewicht.

Einen deutlichen Einfluss auf das Körpergewicht hat auch die Schulbildung. In industrialisierten Ländern findet sich bei Schichten mit niedrigem Ausbildungs- und Einkommensniveau ein höherer Anteil an Adipositas. Den niedrigsten Anteil an Adipösen haben Akademiker, den höchsten hingegen Pflichtschulabsolventen.

Mögliche Zusammenhänge gibt es auch mit dem Familienstand. Bei getrennt lebenden und geschiedenen Frauen ist die Prävalenz nur halb so groß wie bei Frauen, die allein oder mit Partner leben. Ähnlich ist bei Männern der Anteil an Adipösen bei verheirateten oder in einer Lebensgemeinschaft lebenden deutlich erhöht. Auffällig ist auch die Zunahme des Körpergewichts vor allem bei Männern unmittelbar nach der Eheschließung.

VI. Adipositas und Depression

Essstörungen werden nach dem heutigen Stand der Wissenschaft als vielschichtiges Problem gesehen. Neben psychologischen Variablen werden auch biologische Erklärungsansätze diskutiert. Vor allem neuroendokrine Systeme spielen bei Störungen des Essverhaltens eine Rolle – möglicherweise bei der Entstehung, sicher jedoch in Bezug auf ihr Erscheinungsbild mit einer deutlichen Unterscheidung der Geschlechter.

1. Carbohydrate Craving und Serotonin

Das am besten dokumentierte Beispiel für einen pathophysiologischen Zusammenhang zwischen der Tätigkeit eines zentralen Neuromediators und dem Essverhalten ist die „Kohlenhydratsucht" (carbohydrate craving). Im Laufe seiner Untersuchungen an Patienten mit Übergewicht sah sich Wurtman (1984) veranlasst, eine Gruppe von Personen abzugrenzen, die sich selbst als kohlenhydratabhängig bezeichneten. Zwischen den Mahlzeiten verspüren diese Patienten ein zwanghaftes Verlangen nach kohlenhydrathaltigen Speisen, welches sie dazu bringt, sich bis zu einem Drittel ihrer täglichen Nahrung in Form von stark zuckerhaltigen Imbissen zuzuführen; einige wenige klagten über einen Zwang nach Nahrung mit mehr Proteinen.

Während den ordentlichen Mahlzeiten essen diese Personen wenig, der Kalorienüberschuss entsteht durch kohlenhydrathaltige Imbisse zwischen den Mahlzeiten.

Diese Patienten bringen ihr Bedürfnis nach Kohlenhydraten in Zusammenhang mit einer „besänftigenden, tonisierenden, revitalisierenden" Wirkung dieser Stoffe auf ihre Stimmung.

Gemäß Wurtman könnte ein Serotoninmangel dieses Verlangen nach Kohlenhydraten erklären (Tab). Alles läuft so ab, als ob diese Patienten die „Imbisse" dazu verwenden, einen zentralen Mangel an serotoninerger Aktivität zu kompensieren.

*Psychopathologische Hypothese für das „Carbohydrate-Craving",
bzw. das Verlangen nach Kohlenhydraten gemäß J. J. Wurtman.*

Serotoninmangel
+
Verlangen nach Zucker
+
Selektive Zufuhr von Kohlenhydraten
+
Übertritt von Tryptophan ins Gehirn
+
Erhöhung der serotoninergen Aktivität

2. Depression, Winterdepression und Nahrungszufuhr

Auch gibt es eine Gruppe depressiver Syndrome, die mit einem starken Verlangen nach Kohlenhydraten im Zusammenhang steht. So kommt es vor, dass sich bei depressiven Übergewichtigen, die eine Reduktionskost beginnen, die Symptomatik verschlechtert. Diese „Diätdepression" führt in der Folge dazu, dass die „Gier" nach Kohlenhydraten zunimmt und die geplante Gewichtsabnahme zum Scheitern verurteilt ist.

Ein gesteigertes Verlangen nach Kohlenhydraten wird auch auf die sogenannte „Winterdepression" („seasonal affective disorder") zurückgeführt. Das Syndrom, das im Herbst oder Winter beginnt und im Frühjahr wieder verschwindet, wird vor allem bei Frauen beobachtet. Ein Leitsymptom dieses Krankheitsbildes ist das gestörte Essverhalten. Bei 70 % der Patienten findet sich eine Zunahme des Körpergewichtes infolge von verstärktem Appetit und Heißhunger nach Kohlenhydraten, besonders zwischen den Mahlzeiten.

3. Stimmungslage und Nahrungszufuhr

Laut einer in Österreich durchgeführten Repräsentativerhebung stehen Stimmungen in einem engen Zusammenhang mit dem Essverlangen, sowohl was die Auslöserfunktion betrifft als auch die Konsequenzen, die sich aufgrund des Nahrungsmittelkonsums ergeben. Den größten Hinweisreiz für Essverlangen stellt offenbar die Langeweile dar, gefolgt von Emotionen wie „Entspannung", „Nervosität" und „Ärger". Nach dem Stillen dieses „Cravings" entsteht sehr häufig das Gefühl der „Entspanntheit" oder des „Glücklichseins", also durchaus Empfindungen, die auch bei der Befriedigung anderer Abhängigkeiten erlebt werden.
Allerdings empfinden 18 % der Frauen (Männer: 6 %) auch Ärger, wenn sie ihr Verlangen gestillt haben.
Möglicherweise ist dies ein Hinweis darauf, dass es sich um Personen handelt, die mit ihrem Ernährungsverhalten bzw. dem Körpergewicht nicht zufrieden sind, zwar immer wieder auftauchendem Verlangen nicht widerstehen können, aber darüber auch nicht mehr glücklich sein können, das Frustrationsgefühl, „etwas Falsches" getan zu haben, überwiegt.

Fasst man die Daten oben zitierter Studie zusammen, so kann man die Prävalenz der Kohlenhydratabhängigkeit in der Österreichischen

Bevölkerung mit etwa 30 % annehmen, wobei hier „leichtere" und „schwerere" Fälle sicher noch zu differenzieren wären. Berücksichtigt man die Variablen „täglich auftretendes unwiderstehliches Verlangen nach Imbissen", „Jahres- oder Tageszeit bedingte Häufung des Verlangens", „Verlangen nach kohlenhydratreichen Nahrungsmitteln" sowie das „Empfinden bestimmter Stimmungen nach dem Konsum", muss man annehmen, dass die Kohlenhydratabhängigkeit für 15 bis 20 % der Bevölkerung ein gravierendes Problem darstellt.

4. Unwiderstehliches Verlangen

Interessant ist in diesem Zusammenhang, ob dieses „unwiderstehliche Verlangen" bei Übergewichtigen häufiger vorkommt als bei Normalgewichtigen und ob etwa innerhalb der Adipösen eine Subgruppe besteht, die den „Kohlenhydratabhängigen" zuzuordnen wäre. Während sich bei Männern hinsichtlich des Essverlangens keine Unterschiede bei verschiedenen Gewichtsklassen ergeben, tritt bei Frauen mit einem BMI > 25 dieser unwiderstehliche Drang nach Nahrungsmittel signifikant häufiger (34 %, $p > 0{,}01$) als in der Gesamtstichprobe auf. Im Vergleich mit dem Verlangen normalgewichtiger Frauen (30 %) wird die Tendenz zwar bestätigt, ist jedoch kein statistisch gesicherter Unterschied nachzuweisen.

5. Kohlenhydratsucht und Verhaltensmodifikation

Natürlich darf im Rahmen des Problemkreises „Kohlenhydratsucht" die psychische Komponente nicht übersehen werden. So wird im Rahmen der Gewichtsreduktion das Essverhalten einer genauen Überprüfung zu unterziehen sein. Weiters sollen eventuelle Ursachen von depressiven Stimmungslagen analysiert werden und es müssen Alternativen aufgezeigt werden, diese Beeinträchtigungen in den Griff zu bekommen.

Da eventuelle medikamentöse Unterstützung nur zeitlich begrenzt zum Einsatz kommen kann, ist es wichtig, das Ernährungsverhalten während der Gewichtsabnahme so umzustellen, dass der Effekt der Gewichtsverringerung auch nach einer entsprechenden Therapie erhalten bleibt bzw. noch in Eigenregie weiter fortgesetzt werden kann. Dazu eignen sich im besonderen Programme, die auf Verhaltensmodifikation aufbauen. Durch die Einbeziehung von sportlichen Aktivitäten oder Entspannungsmöglichkeiten können Alternativverhaltensweisen gelernt werden, die den Patienten ermöglichen, auch ohne zusätzliche Kohlenhydrataufnahme ihre Stimmungen positiv zu beeinflussen.

6. Unterschiede bei Mann und Frau

a) „Die übergewichtige Frau", „Der übergewichtige Mann"

Signifikant häufiger konsumieren Frauen mit einem BMI > 25 zwei oder mehr Imbisse pro Tag als normalgewichtige weibliche Patienten (31 % zu 23 %, $p < 0{,}05$). Nun ist es keineswegs so, dass übergewichtige Frauen vielleicht deshalb mehr Imbisse konsumieren, weil sie keine Hauptmahlzeiten einhalten. Tatsächlich essen übergewichtige Patientinnen häufiger als normalgewichtige täglich Frühstück und Mittagessen, während sich die beiden Gruppen beim Einhalten einer Abendmahlzeit nicht unterscheiden.

Während übergewichtige Frauen, die ihrem Drang zu essen nachgeben, signifikant häufiger als normalgewichtige Probandinnen „Glücklichsein" oder „Entspannung" empfinden (52 % zu 44 %, $p < 0{,}05$), lässt sich bei Männern kein statistisch gesicherter Unterschied zwischen den Gruppen der Normal- und Übergewichtigen nachweisen. All dies ist als Hinweis zu werten, dass die Kohlenhydratsucht eher ein weibliches denn ein männliches Phänomen darstellt. Vergleicht man Frauen mit starkem Übergewicht (BMI > 30) mit der normalgewichtigen weiblichen Bevölkerung hinsichtlich des Verlangens nach Imbissen, kann noch eindeutiger davon ausgegangen werden, dass – zumindest bei Frauen – ein vermehrtes Verlangen nach Kohlenhydraten mit der Entstehung des Übergewichts zum Teil in Zusammenhang steht.

b) Herbst und Winter

Während nur bei 22 % normalgewichtiger weiblicher Patienten ein gehäuftes Verlangen nach Imbissen zu bestimmten Jahreszeiten vorkommt, liegt dieser Prozentsatz bei adipösen Geschlechtsgenossinnen mit 35 % signifikant höher ($p < 0{,}05$). Dieses jahreszeitlich bedingte Auftreten von Essverlangen konzentriert sich bei der Gesamtbevölkerung auf den Winter und Herbst, wobei bei den übergewichtigen Damen neben dem Winter auch der Sommer – dafür weniger der Herbst – den Gusto nach Imbissen ansteigen lässt.

Interessant ist auch, dass bei adipösen Frauen das Verlangen zu essen bei Ärger (24 % zu 13 %, $p < 0{,}05$) und Nervosität (17 % zu 15 %) stärker ausgeprägt ist, im entspannten Zustand jedoch seltener (11 % zu 13 %) auftritt. Geben Frauen mit einem BMI > 30 ihrem Essverlangen nach, empfinden sie nachher häufiger als normalgewichtige Probandinnen Glücklichsein (24 % zu 12 %, $p < 0{,}01$).

c) Das prämenstruelle Syndrom

Das in der Praxis immer wieder zu beobachtende unwiderstehliche Verlangen nach Kohlenhydraten, das ja auch mit Serotoninmangel im Zentralnervensystem in Zusammenhang gebracht wird, dürfte sehr viel häufiger und auch in eindeutigerer Ausprägung beim weiblichen Geschlecht vorkommen.

Ein Umstand, der vielleicht zum Teil dadurch erklärt werden kann, dass etwa ein Drittel aller Frauen an einem prämenstruellen Syndrom leiden, das eine negative Stimmungslage hervorruft. In der Lutealphase eines normalen Zyklus findet man häufig eine parallele Steigerung des Appetits mit Symptomen von Angst und Depression, die sich in einer um 300 kcal erhöhten Nahrungsaufnahme äußert.

Insbesondere kohlenhydratreiches Essen bessert über komplizierte Mechanismen die Stimmung, Spannungen, Angst und Depressionen.

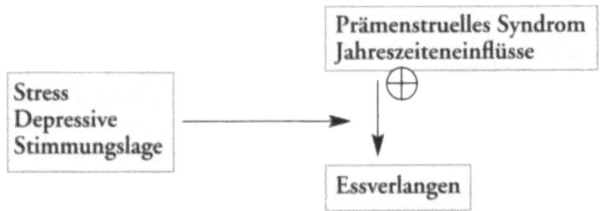

d) Depressive Verstimmung

Adipositas und Depression stehen häufig in direkter Beziehung zu einander. Besonders interessant ist die geschlechtliche Unterscheidung in der Entstehungsform. Männer sind zwar nicht so häufig als depressiv diagnostiziert als Frauen, begehen aber häufiger Selbstmord. Dieser scheinbare Widerspruch dürfte vor allem darauf beruhen, dass Depressionen bei Männern oft nicht erkannt werden. Geschlechtsspezifische Unterschiede bestehen nicht nur hinsichtlich der Symptome und der Symptomqualität: Auch bei der Inanspruchnahme von Hilfe unterscheiden sich Männer deutlich von Frauen. Die vom männlichen Geschlecht sozial geforderten Eigenschaften wie Mut, Dominanz, emotionale Kontrolle, Rationalität und Erfolg lassen ein Eingestehen von „psychischem" Versagen schwer zu.

VII. Sekundäre Adipositasformen

Die „sekundäre Adipositas" ist gekennzeichnet durch Faktoren, die eine Gewichtszunahme fördern, indem sie auf Nahrungsaufnahme, Speicherung oder Energieverwertung Einfluss nehmen.

1. Endokrine Adipositas

Vor der Therapie der Adipositas muss unbedingt eine endokrine Genese ausgeschlossen werden. Hier kommen vor allem die Hypothyreose und der Hypercortizismus (M.Cushing, Cushingsyndrom) in Frage. Im Fall der Hypothyreose sollten die Symptome wie rasche Gewichtszunahme, Myxödem, Verlangsamung, Müdigkeit und Haarausfall Aufmerksamkeit erregen. Da eine beginnende oder latente Hypothyreose oft relativ symptomarm verläuft, empfiehlt sich die Bestimmung von TSH als Routineuntersuchung.

Stammfettsucht, Hypertonie und gestörte Glukosetoleranz finden sich sowohl bei Patienten mit viszeraler Adipositas als auch beim Hypercortizismus, der außerdem noch die charakteristischen lividen abdominellen Striae aufweist. Bei hochgradigem Verdacht empfiehlt sich in Anbetracht der Tatsache, dass die basalen Cortisolspiegel auch bei Adipositas erhöht sein können, ein kurzer Dexamethasonhemmtest (1 mg Dexamethason um 23.00 Uhr, das basale Cortisol sollte am nächsten Tag um 08.00 Uhr unter 5 mg/dl supprimiert sein).

PCO, Schwangerschaft, Hormonsubstitution in der Menopause
Der Ernährungszustand hat einen beträchtlichen Einfluss auf die Ovulation und somit Fertilität. Unterernährung kann zu einer

Störung der Hypothalamusfunktion und somit Amenorrhoe führen, wie dies bei der Anorexia nervosa beschrieben ist. Adipositas hingegen kommt bei 35–40 % der Patienten mit Polyzystischem Ovarsyndrom (PCO) vor, das durch Hyperandrogenismus (Hirsutismus, Akne), und Anovulation sowie das Vorhandensein polyzystischer Ovarien gekennzeichnet ist. Bei Verbesserung der assoziierten Insulinresistenz durch Gewichtsreduktion kommt es auch zu einer Zunahme der Ovulationsfrequenz.

Bei Patientinnen mit prämenstruellem Syndrom ist in der späten lutealen Phase die Aufnahme von Kohlenhydraten und Fett gesteigert (siehe Kapitel „Die übergewichtige Frau"). Hier könnte bei therapierefraktären Fällen Sibutramin zum Einsatz kommen.

Die Gewichtszunahme während der Schwangerschaft beträgt durchschnittlich 10 bis 12 kg. Es gibt Hinweise, dass die Zunahme des BMI mit der Anzahl der Schwangerschaften korreliert, wobei die Frauen im Durchschnitt pro Schwangerschaft 1 kg an Gewicht zunehmen. Bei adipösen Schwangeren findet sich eine Verstärkung der physiologischen Insulinresistenz und somit ein häufigeres Auftreten eines Gestationsdiabetes. Sowohl Adipositas wie auch der Gestationsdiabetes sind mit einer höheren fetalen Makrosomierate assoziiert.

Die postmenopausale Hormontherapie kann mit einer Gewichtszunahme verbunden sein, wobei diese bei den Östrogenen vor allem durch eine Flüssigkeitsretention bedingt ist. Progesteron, einschließlich Methylprogesteron, dürfte jedoch eher mit einer Fettakkumulation assoziiert sein.

2. Genetische Adipositas

Eine Reihe von genetischen Syndromen (Prader-Willi, Bardet-Biedl, Cohen, Alström, Albright, Klinefelter's Syndrom) sind mit Adipositas assoziiert, wobei hier ein monogenetischer Defekt vorliegen dürfte. Das *Prader-Willi-Syndrom* kommt mit einer Prävalenz von einer Erkrankung auf 5000–10.000 Geburten vor und besteht aus Adipositas, Kleinwuchs, geistiger Behinderung, Acanthosis nigricans und Hypogonadismus. Die Grundlage stellt eine teilweise Deletion des langen Arms von Chromosom 15 dar. Während der ersten zwei Jahre findet sich eine Gedeihstörung, die schließlich von Polyphagie und exzessiver Gewichtszunahme abgelöst wird. Die Behandlung wird durch die Verhaltensstörung erschwert und besteht aus komplexen Therapiestrategien in geeigneten Institutionen.

Das *Bardet-Biedl-Syndrom* ist durch Adipositas in Verbindung mit Retinopathia pigmentosa, Hypogonadismus, Polydaktilie und mentaler Retardation gekennzeichnet. Die Prävalenz ist eins auf 17.500 Geburten, der Erbgang ist autosomal rezessiv.

3. Medikamenteninduzierte Adipositas

Eine Reihe von Pharmaka haben direkt oder indirekt einen Einfluss auf das Körpergewicht. Nicht immer ist die Ursache bekannt. Möglich sind jedoch Einflüsse auf Appetitverhalten, Speicherung und Energieverwertung. Einige dieser Substanzen sind (ohne Anspruch auf Vollständigkeit) in der nachstehenden Tabelle aufgelistet. Einige von ihnen dürften sich in mehreren (oder allen) Gruppen wiederfinden. Dies ist, soweit bekannt, berücksichtigt:

Pharmaka mit Steigerung des Körpergewichtes und / oder Antagonismus zur Gewichtsreduktion

Appetitverhalten	Fettspeicherung	Energieverwertung
Sulfonylharnstoffe, Insulin Corticoide Antihistaminika Oral zugeführte SD-Hormone	Sulfonylharnstoffe, Insulin Trizyklika, Neuroleptika Lithium	β-Blocker

Wichtig ist, dass adipöse Diabetiker eine insulinotrope, also insulinsteigernde Therapie meiden sollten, insbesondere die Steigerung des Insulinspiegels zwischen den Mahlzeiten. Die neuen Thiazolidindione führen (via PPAR-Aktivierung) durch Senkung der freien Fettsäuren zu einer verminderten Insulinresistenz, wobei eine Verminderung des viszeralen Fettes und eine etwas stärkere Vermehrung des subcutanen Fettes entsteht.

Bei der Substitution mit Schilddrüsenhormonen führt der Ausgleich der Hypothyreose zwar häufig zur gewünschten Gewichtsabnahme, leider treten aber immer wieder auch unerwünschte appetitsteigernde Effekte auf.

Empirisch ist die schlechte Gewichtsreduktion von Diabetikern unter β-Blockern, vor allem den nicht-kardioselektiven, bekannt. Zu beachten ist, dass höhere Dosierungen von kardioselektiven β-Blockern deren Spezifität vermindern können.

Psychotrope Substanzen, mit Ausnahme der Serotonin-Reuptake-Hemmern und den meisten Benzodiazepinen, wirken gerne, und das oft ausgeprägt, gewichtssteigernd.

Ausmaß gewichtssteigernder Effekte bzw. Antagonismus zur Gewichtsreduktion

leicht	mittel	stark (deutlich)
Antihistaminika β-Blocker Corticoide SD-Hormone Hormonsubstitution	Sulfonylharnstoffe, Insulin Trizyklika, Neuroleptika Lithium	Insulin Neuroleptika Lithium

Folgeerkrankungen der Adipositas

Ein hoher BMI gilt als Risikofaktor für zahlreiche Erkrankungen, wie z.b. Diabetes mellitus Typ II, Hypertonie, Fettstoffwechselstörungen, Gallensteinleiden, Malignome, Gicht und degenerative Gelenkserkrankungen. Neben Stoffwechsel- und kardiovaskulären Erkrankungen zeigen auch bestimmte Krebsleiden – vorwiegend hormonabhängige und gastrointestinale Tumore – bei adipösen Patienten eine höhere Inzidenz. Zu den allgemeinen Gesundheitsproblemen, unter denen Adipöse leiden, zählen degenerative Gelenkserkrankungen, Venenleiden sowie eingeschränkte Beweglichkeit und Kurzatmigkeit.

Weiters bestehen ein erhöhtes Operationsrisiko und eine reduzierte Beweglichkeit. Ab einem BMI von 27 besteht ein signifikant höheres Risiko für die meisten Folgeerkrankungen, und ab einem BMI von 40 besteht ein deutlich erhöhtes Mortalitätsrisiko. Es besteht eine enge Korrelation zwischen Ausmaß und Dauer des Übergewichts und der Gesamtlebenserwartung.

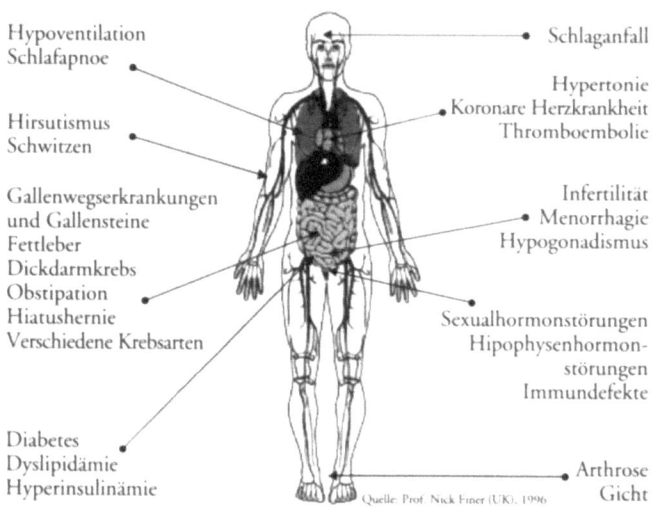

	25	26	27	28	29	30	31	32	33	34	35
Gallensteine			150%				270%				
Neuralrohrdefekte						90%					
Osteoarthritis							400%				
Hypertonie	180%							350%			
DM II			1480%		2660%		3930%		5300%		
Krebstod					80%			110%			
Herztod			210%		560%			480%			
Tod / alle Ursachen			60%		110%			120%			

BMI

Quelle: Prof. Nick Finer (UK), 1996

I. Viszerale Adipositas und metabolisches Syndrom – kardiovaskuläre Erkrankungen

Adipositas bedingt auf Grund der assoziierten Risikofaktoren eine erhöhte kardiovaskuläre Morbidität sowie Inzidenz an Schlaganfällen. Vor allem die viszerale Adipositas ist über Hypertonie, Hyperlipidämie, Insulinresistenz, Hyperinsulinämie, Glukoseintoleranz und Typ-2 Diabetes mellitus (Metabolisches Syndrom) direkt und indirekt an der erhöhten Mortalität beteiligt.

Mortalitätsrisiko kardiovaskulärer Erkrankungen in Abhängigkeit vom BMI (nach Manson et al. Neim, 1995)

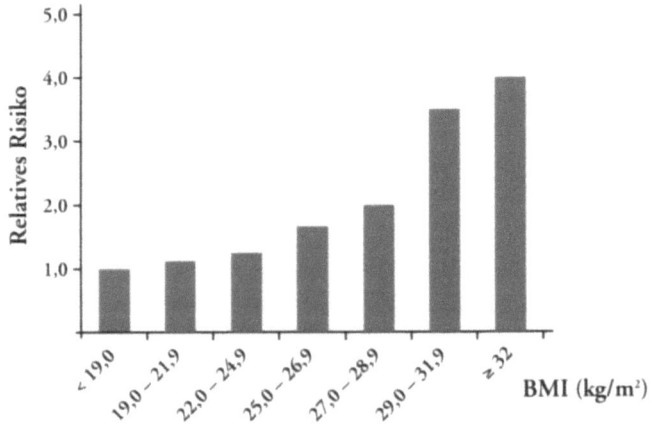

Die Zunahme des Körpergewichts bewirkt eine direkte Steigerung des „cardiac outputs", um die metabolischen Bedürfnisse des zusätzlichen Gewebes, von dem ein Viertel aus Muskelmasse besteht, zu gewährleisten. Dies bewirkt eine Zunahme der Myokarddicke, die einen Risikofaktor für den plötzlichen Herztod darstellt.

Die indirekten Effekte der Adipositas werden über die Komponenten des metabolischen Syndroms vermittelt. Man kann davon ausgehen, dass ca. 20 % der kardiovaskulären Todesfälle durch Adipositas bedingt sind.

Bei der viszeralen Adipositas werden die Produkte der Lipolyse (freie Fettsäuren, Glycerol) auf Grund der anatomischen Situation über die

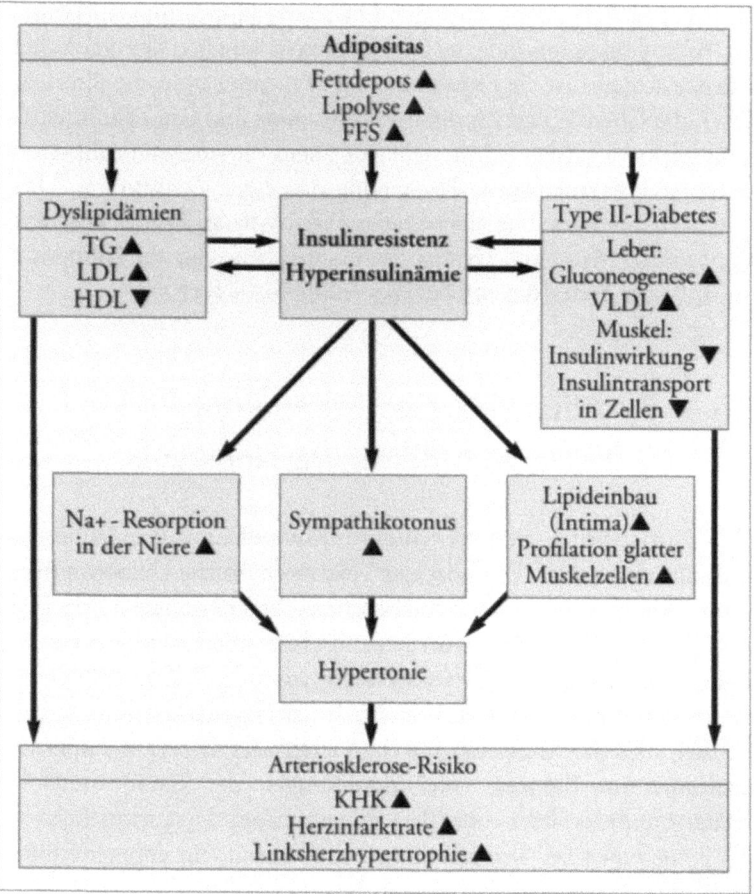

Pfortader direkt in die Leber transportiert. Dort dienen diese als Substrat für die Produktion der VLDL-Lipoproteine als Ursache der *Hypertriglyzeridämie* und *konsekutiven Verminderung des HDL-Cholesterins*. Die Steigerung der Glukoneogenese aus diesen Präkursoren ist für die Erhöhung des Blutzuckers verantwortlich. Zusätzlich induzieren die erhöhten zirkulierenden freien Fettsäuren gemeinsam mit lokalen Mediatoren wie dem Tumornekrosefaktor alpha (TNFα) *Insulinresistenz* mit konsekutiver *Hyperinsulinämie*, die über eine Erhöhung des Sympathikotonus an Entstehung der *Hypertonie* beteiligt sein dürfte.

Die Insulinresistenz bewirkt eine kompensatorische Hyperinsulinämie, die bei entsprechender genetischer Diabetesprädisposition auf Grund des Betazellsekretionsdefektes nicht aufrecht erhalten werden kann. Die Konsequenz ist die Entstehung der Hyperglykämie, die ihrerseits durch die Glukosetoxizität die Insulinresistenz und den Insulinsekretionsdefekt verstärkt. Somit stellt vor allem die viszerale Adipositas einen Risikofaktor für die Entstehung des *Typ-2 Diabetes* dar. Dies wird auch durch die Tatsache bestätigt, dass 80 % der Typ-2 Diabetiker adipös sind. Man kann weiters davon ausgehen, dass die Adipositas für 62 % der Todesfälle an Diabetes verantwortlich ist.

II. Adipositas und Erkrankungen des Stütz- und Bewegungsapparates

Die Osteoarthritis stellt die häufigste Komplikation der Adipositas am Stützapparat dar. Es findet sich eine mechanische Überbeanspruchung des Knorpels mit metabolischen Veränderungen und einer konsekutiven Destruktion vor allem an Hüft- und Kniegelenken. Im Falle eines operativen Gelenksersatzes wird die Langzeitprognose durch Adipositas ungünstig beeinflusst. In Finnland konnte gezeigt werden, dass die Adipositas für ein Viertel aller Berufsunfähigkeitspensionen im Rahmen von Erkrankungen des kardiovaskulären Systems und des Stütz- und Bewegungsapparates verantwortlich ist. Bei Frauen über 60 Jahren bedingt die Adipositas ein doppelt erhöhtes Risiko für Einschränkungen der Beweglichkeit.

III. Adipositas und erhöhte Karzinominzidenz

Schätzungen haben ergeben, dass 11 % aller Mammacarcinome bei postmenopausalen Frauen der Adipositas zuzuschreiben sind. Dies könnte durch die vermehrte Konversion von Androgenen in Östrogene im Fettgewebe und durch verminderte Spiegel von Sex-Hormone-Binding-Globulin (SHBG) bedingt sein. Diese hormonellen Veränderungen könnten auch für die erhöhte Inzidenz an Endometriumkarzinomen bei adipösen Frauen verantwortlich sein. Eine Reihe von prospektiven, epidemiologischen Studien hat gezeigt, dass Adipositas mit einem erhöhten relativen Risiko von 1.1 – 1.6 mit dem Kolonkarzinom assoziiert ist. Dies könnte durch die verstärkte Zufuhr von Nitrosaminen und einem Mangel an Ballaststoffen verursacht sein.

Relative Krebsmortalität vs Prozent Übergewicht

	Prozent über Durchschnittsgewicht			
	10% – 19%	20% – 29%	30% – 39%	≥ 40%
Männer				
Colon, Rectum	–	–	1.53	1.73
Prostata	–	1.37	1.33	1.29
Frauen				
Endometrium	1.36	1.85	2.30	5.42
Uterus	–	1.81	1.40	4.65
Cervix	–	1.51	1.42	2.39
Ovarien	–	–	–	1.63
Gallenblase	1.59	1.74	1.80	3.58
Brust	–	–	–	1.53

Garfinkel, Ann Intern Med. 1985:103(6 pt 2):1034-1036.

IV. Essstörungen

Seit Jahren nehmen nicht nur die ernährungsabhängigen Krankheiten, wie zum Beispiel Herz-Kreislauf-Erkrankungen, Diabetes mellitus,

Fettstoffwechselstörungen, Gicht, Karies oder Krebs-Erkrankungen in enormem Maße zu, sondern auch alle Formen der Essstörungen, wie im engeren Sinn Adipositas, Anorexia nervosa, Bulimia nervosa, Binge-eating-disorder und, im weiteren Sinn, die Kohlenhydratsucht.

1. Essstörungen in der westlichen Gesellschaft

In unserer westlichen Gesellschaft, in der Nahrungsmittel im Überfluss vorhanden sind, ist es doch nahezu paradox, dass sich solche Erkrankungen wie die Essstörungen entwickeln können. Auf der einen Seite des Erdballes wird gehungert, weil es nichts zu essen gibt, auf der anderen Seite wird nun ebenfalls gehungert, weil es – kurz gesagt – zu viel gibt.

Essstörungen sind seelisch bedingte Auffälligkeiten ohne erkennbare organische Ursachen, die bevorzugt im Jugendalter und frühen Erwachsenenalter auftreten. Als gemeinsamen Leitsymptom haben sie eine nicht funktionierende Appetit- und Sättigungssteuerung.

Vielfältige Einflussfaktoren formen unser Essverhalten, angefangen von gesellschaftlichen Normen über familiäre Gepflogenheiten, religiöse Riten bis hin zu persönlichen Neigungen. Kurzfristige Veränderungen können im Rahmen von Kummer, Stress oder auch gesellschaftlichen Ereignissen auftreten. Die Nahrungsaufnahme als solche ist störanfällig und wandlungsfähig. Zusätzlich stellt Essen nicht nur eine Notwendigkeit dar, sondern ist oft ein sinnliches Erleben, das Freude oder Spaß bereiten kann.

2. Essstörungen und Geschlecht

Bis vor wenigen Jahren waren hauptsächlich junge Mädchen und Frauen betroffen. Heute haben immer mehr Männer ein gestörtes Verhältnis zum Essen. Alle Essstörungen stehen im Zusammenhang mit dem gesellschaftlichen Zwang, sich mit den Themen Gewicht, Idealfigur und Leistungsbewusstsein auseinanderzusetzen.

3. Essstörungen – Essverhalten

Das Essverhalten steht primär im Dienste der Energieregulation, daneben spielen aber die psychosensorischen Faktoren eine große Rolle. Dies führt aber zu einer Veränderung der ursprünglichen Funktion des Essverhaltens: Essen bedeutet also mehr als nur Ernährung. Hinzu kommt, dass man sich mit seinem Essverhalten persönlich und sozial ausdrücken kann.

Aus diesem Grund kann sich das Essverhalten außerhalb der biologischen, im besonderen energetischen Notwendigkeit unter dem Druck verschiedener (neurosensorieller, emotioneller und sozialer) Faktoren verändern und die Bildung von Essstörungen begünstigen. Neben den bereits erwähnten psychologischen Variablen werden auch biologische Erklärungsansätze diskutiert. Vor allem neuroendokrine Systeme spielen bei den Störungen eine Rolle – möglicherweise bei der Entstehung, sicher jedoch in bezug auf ihr Erscheinungsbild.

4. Anorexia nervosa

Diagnostische Kriterien für die Anorexia nervosa (auch Pubertätsmagersucht, endogene Magersucht, psychogene Magersucht, hysterische Anorexie, weight phobia) sind Gewichtsverluste bis zu 15–20 % des früheren Gewichtes, ohne bekannte körperliche Ursache.

Weiters besteht eine starke Angst vor einer Gewichtszunahme, obwohl bereits Untergewicht besteht, aber auch eine „Körper-Schema-Störung" (Fehleinschätzung der eigenen Körpergrenzen) und das Auftreten von Amenorrhoe. Weiters findet man alle Zeichen der Kachexie, Bradykardie, Hypotonie, eine Kälteempfindlichkeit an Händen und Füßen, Lanugobehaarung und Obstipation.

Weitere psychologische Symptome sind das Verleugnen von Hunger, das Horten von Lebensmitteln, Perfektionismus, Kontaktstörung bis hin zur Isolation und eine fehlende Krankheitseinsicht (Abb. Seite 62). 1 % aller Frauen und 0,1 % der Männer im Alter zwischen 15 und 25 Jahren sind betroffen.

Diagnostische Kriterien für Anorexia nervosa nach DSM IV
(American Psychiatric Association 1994)

Diagnostische Kriterien der Anorexia nervosa

1. Weigerung, das Körpergewicht über einem minimalen Normalgewicht zu halten, das Alter und Größe entspricht (z.B. Gewichtsverlust, der dazu führt, dass das Körpergewicht bei weniger als 85 % des zu erwartenden Gewichts gehalten wird; Ausbleiben der Gewichtszunahme in der Wachstumsphase, was zu einem Körpergewicht führt, das weniger als 85 % des zu erwartenden Gewichts ausmacht).
2. Intensive Furcht vor einer Gewichtszunahme oder davor „fett" zu werden, obwohl Untergewicht besteht.
3. Störung in der Art und Weise, in der das eigene Körpergewicht oder die eigene Figur erlebt wird, übermässiger Einfluss von Körpergewicht oder Figur auf die Bewertung der eigenen Person oder Leugnung des Ernstes des gegenwärtigen niedrigen Körpergewichts.
4. Amenorrhoe bei Frauen und Mädchen nach der Menarche, d.h. Ausbleiben von mindestens drei aufeinanderfolgenden Menstruationszyklen. (eine Amenorrhoe wird bei einer Frau angenommen, wenn ihre Periode nur nach Hormongabe, z.B. von Östrogenen, auftritt.)

Subtyp angeben:

- Restriktiver Typ: in der gegenwärtigen Phase der Anorexia nervosa hat die/der Betroffene keine regelmässigen Essanfälle und praktiziert nicht regelmässig abführendes Verhalten (selbstherbeigeführtes Erbrechen oder Missbrauch von Abführmitteln, Diuretika und Einläufen).
- Bulimischer Typ (Essanfall/Abführ-Typ): In der gegenwärtigen Phase der Anorexia nervosa hat die/der Betroffene regelmäßige Essanfälle oder praktiziert regelmäßig abführendes Verhalten (selbstherbeigeführtes Erbrechen oder Missbrauch von Abführmitteln, Diuretika und Einläufen).

---

5. Bulimia nervosa

Die Bulimia nervosa (Ess-Brech-Sucht) ist durch wiederholte Episoden von Essanfällen (mindestens 2 Essanfälle pro Woche über 3 Monate), die mit einem Gefühl des unkontrollierten Essens einhergehen, gekennzeichnet. Um eine Gewichtszunahme zu verhindern, greift der Erkrankte zum Erbrechen, zu Abführmitteln oder zu harntreibenden Medikamenten. Eine ständige Beschäftigung mit Figur und Gewicht steht im Vordergrund. Weiters findet man Parotis- und/oder Submandibularisschwellungen, Schmerzen im Bereich des

Halses, der Speiseröhre, des Magens und des Darmes. Durch das wiederholte Erbrechen kommt es auch zur Zerstörung des Zahnschmelzes, zu Rhagaden an den Mundwinkeln und zu schweren Elektrolytentgleisungen (Abb. nächste Seite). Die geschätzte Prävalenz liegt bei 8 % der Frauen und 1 % der Männer. Betroffen ist vor allem die Altersgruppe der 18- bis 35jährigen.

Diagnostische Kriterien für Bulimia nervosa nach DSM IV
(American Psychiatric Association 1994)

Diagnostische Kriterien der Bulimia nervosa

1. Regelmäßige Essanfälle. Ein Essanfall ist durch folgende zwei Merkmale gekennzeichnet:
   - In einem abgrenzbaren Zeitraum (z.B. innerhalb von 2 Stunden) wird eine Nahrungsmenge gegessen, die deutlich größer ist als die Menge, die die meisten anderen Leute im selben Zeitraum unter den gleichen Umständen essen würden.
   - Während des Essanfalls wird der Verlust der Kontrolle über das Essen empfunden (z.B. das Gefühl, nicht mit dem Essen aufhören zu können oder nicht im Griff zu haben, wieviel gegessen wird).
2. Regelmässiges, unangemessenes Kompensationsverhalten, um einen Gewichtsanstieg zu vermeiden, wie selbstherbeigeführtes Erbrechen, Missbrauch von Abführmitteln, Diuretika, Einläufen oder oder von anderen Medikamenten, Fasten oder exzessiver Sport.
3. Die Essanfälle und das unangemessene Kompensationsverhalten treten beide im Durchschnitt mindestens zweimal pro Woche für 3 Monate auf.
4. Die Bewertung der eigenen Person wird durch Figur und Gewicht übermässig beeinflusst.
5. Die Störung tritt nicht ausschließlich während einer Phase der Anorexia nervosa auf.

Subtyp angeben:

- Abführender Typ (purging subtyp): In der gegenwärtigen Phase der Bulimia nervosa praktiziert die Person regelmäßig selbst-herbeigeführtes Erbrechen oder den Missbrauch von Abführmitteln, Diuretika oder Einläufen.

- Nicht-abführender Typ (non-purging subtyp): In der gegenwärtigen Phase der Bulimia nervosa benutzt die Person ein anderes, unangemessenes Kompensationsverhalten wie Fasten oder exzessiven Sport, praktiziert aber nicht regelmäßig selbstherbeigeführtes Erbrechen oder den Missbrauch von Abführmitteln, Diuretika oder Einläufen.

6. Binge-Eating-Disorder

Binge-eating-disorder zeigt eine starke Ähnlichkeit mit Bulimia nervosa. Kennzeichen sind wiederkehrende Essanfälle (mind. 2 Essanfälle pro Woche über 6 Monate), jedoch fehlt das bei der Bulimie charakteristische Kompensationsverhalten. Das Risiko für eine Gewichtszunahme steigt deshalb an. Der Anteil der Binge-eating-disorder-Patienten unter den Übergewichtigen liegt bei über 10 %. Weiters ist diese Erkrankung häufig in Komorbidität mit weiteren psychischen Störungen wie Depressionen, Angst oder Persönlichkeitsstörungen verbunden. 35 % der Betroffenen sind Männer.

Diagnostische Kriterien für Binge eating disorder nach DSM IV

Klinische Charakteristika der „Binge-Eating-Disorder"

1. Wiederholte Essanfälle mit folgender Charakterisierung
   - Verschlingen großer Essensmengen in kurzer Zeit,
   - Kontrollverlust hinsichtlich des Essens,
   - Essen bis zum Unwohlsein,
   - Essen ohne Hunger,
   - Essen ohne Plan (Mahlzeiten),
   - Essen ohne Gemeinschaft,
   - Gefühl der Selbstverachtung und Schuld beim Essen
2. Mindestens 2 Essanfälle pro Woche über 6 Monate
3. Kummer wegen der Essanfälle

7. Therapie der Essstörungen

Die Therapie von Essstörungen muss immer multidimensional erfolgen. Neben der Wiederherstellung des physiologischen Gewichtes muss die psychische Problematik behandelt werden. Hier steht im Mittelpunkt unter anderem die Veränderung des Essverhaltens und die gestörte Einstellung zum eigenen Körper, zur eigenen Person und zur Außenwelt.

Eine stationäre Behandlung ist abhängig vom körperlichen Zustandsbild und von der Schwere der psychischen Problematik.

Die Therapie sollte von dazu geschulten Therapeuten durchgeführt werden.

Wichtig ist es aber auch, neben den therapeutischen Maßnahmen und Hilfestellungen, eine intensive Öffentlichkeitsarbeit zum Thema Essstörungen durchzuführen, um die Bevölkerung über die Gefahren dieser Erkrankungen zu informieren und ein entsprechendes Problembewusstsein zu entwickeln.

V. Andere Begleiterkrankungen

Die Adipositas spielt beim *Schlafapnoesyndrom* auf Grund der mechanischen Komponente im Sinne einer Behinderung der Atemexkursionen sowie einer Störung des Ventilations-Perfusionsverhältnisses eine Rolle. Zur Ausprägung des vollen Syndroms bedarf es aber noch weiterer Veränderungen im Bereich des Atemzentrums, der Atemmuskulatur oder der Lunge. Vor allem bei extrem adipösen Patienten findet sich mitunter eine deutliche Verminderung der Sauerstoffsättigung während des Schlafs. Die Symptome sind Schnarchen, häufiges Aufwachen, Müdigkeit und Konzentrationsmängel.

Die *Varikositas* der unteren Extremitäten sowie thromboembolische Komplikationen finden sich bei Adipositas etwas häufiger mit einem relativen Risiko von 1.33. Adipositas beinhaltet auch ein gesteigertes Risiko für die Bildung von Gallensteinen, wobei sich eine Korrelation mit dem Ausmaß des Übergewichts findet.

Relatives Risiko vs BMI im Alter von 18

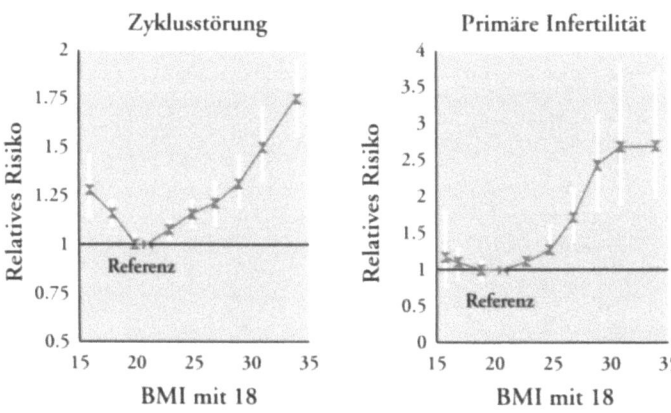

Quelle: Adaptiert von Rich-Edwards et. al. am J Obster Gynecol. 1994; 171: 171–177

Auch die *Fertilität* hängt, deutlicher als allgemein bekannt ist, vom Körpergewicht ab. Dieser Zusammenhang zeigt sich nicht nur bei einer vermehrten Fettmasse wie der Adipositas, sondern auch bei vermindertem Körperfett. Seit langem ist bekannt, dass Hochleistungssportlerinnen häufig Regelstörungen aufweisen und infertil sein können; ähnliches trifft für die Anorexia nervosa zu. Bei adipösen Frauen spielt nicht nur die Körperfettmasse, sondern auch die Fettverteilung eine Rolle. Die Plasmakonzentrationen von Östrogenen sind bei adipösen Frauen im Durchschnitt etwas höher als bei normalgewichtigen. Der Grund ist v.a. eine Konversion von Androgenen zu Östrogenen im Fettgewebe. Auch bei adipösen Männern sind adipositasassoziierte hormonelle Veränderungen bekannt.

Die Serumkonzentration von „sex hormone binding globulin", welches Androgene und Östrogene bindet, ist bei adipösen Männern und Frauen vermindert, insbesondere bei abdominaler Fettakkumulation. Die Fertilität ist bei adipösen Frauen deutlich, bei adipösen Männern geringgradig vermindert.

Benefits des Gewichtsverlustes

I. Benefit des moderaten Gewichtsverlustes

Wie dies bei anderen Risikofaktoren früher der Fall war, sind in erster Linie Daten über das Risiko der Adipositas publiziert. Das Ausmaß der viszeralen Fettdepots korreliert besonders deutlich mit der kardiovaskulären Mortalität und mit den ungünstigen metabolischen Folgen des Übergewichtes.

Durch Reduktion des viszeralen Fettes kommt es zu einer Verbesserung der Prognose durch ein vermindertes Risiko der Entwicklung von adipositasassoziierten metabolischen und daher wohl auch der kardiovaskulären Erkrankungen. Leider liegen für die Gewichtsreduktion selbst noch keine überzeugenden Ereignisdaten aus Interventionsstudien vor.

Jedenfalls können sich aber die Surrogatparameter Diabetes, Hyperlipidaemie und Hypertonie in allen Untersuchungen der Gewichtsreduktion überzeugend bessern lassen. Dies kann bereits mit einer moderaten (5–10% vom Ausgangsgewicht in kleinen Schritten über 6 Monate) Gewichtsreduktion erreicht werden. Ein entsprechender Langzeiterfolg ist daher zu erwarten. Aus der Nurses-Health-Study sind Vorteile von Patientinnen mit Gewichtsreduktion bekannt. Aus der SOS-Studie in Schweden, in der langfristig die konventionelle Gewichtsreduktion mit der chirurgischen verglichen wird, werden vielleicht schon bald erste Antworten (allerdings nur im Vergleich der Therapieformen) erhältlich sein. Eine große fünf-

---

Erwartete Benefits durch die Gewichtsreduktion

- Blutglukose- und Insulinspiegel ▼
- Blutdruck ▼
- LDL und Triglyceride ▼, HDL ▲
- Kardiovaskuläres Risiko ▼
- Schlafapnoe ▼
- Degenerative Gelenksveränderungen ▼
- Kosten für die Behandlung der Begleiterkrankungen ▼

jährige Interventionsstudie mit Orlistat ist bei Patienten mit Metabolischem Syndrom in Skandinavien angelaufen. Auch mit Sibutramin laufen Endpunktstudien.

Zu erwartende Verbesserung der Risikofaktoren bei Gewichtsabnahme von 10 kg	
Mortalität	• Senkung der Gesamtmortalität um 20 %
	• Senkung der diabetesassoziierten Mortalität um 30 %
	• Senkung der adipositasassoziierten Karzinomtodesfälle um 40 %
Blutdruck	• Senkung um 20 mm Hg systolisch
	• Senkung um 10 mm Hg diastolisch
Diabetes	• Senkung der Nüchternglukosewerte um 50 %
Blutfette	• Senkung des Gesamtcholesterins um 10 %
	• Senkung der LDL-Fraktion um 15 %
	• Senkung der Triglyceride um 30 %
	• Zunahme der HDL-Fraktion um 8 %

SIGN; 1996

Epidemiologische Daten zeigen, dass es zu einer Reduktion der Gesamtmortalität, der Mortalität bei adipositasassoziierten Tumoren und der Mortalität bei kardiovaskulären Erkrankungen und beim Diabetes Typ II kommen kann.

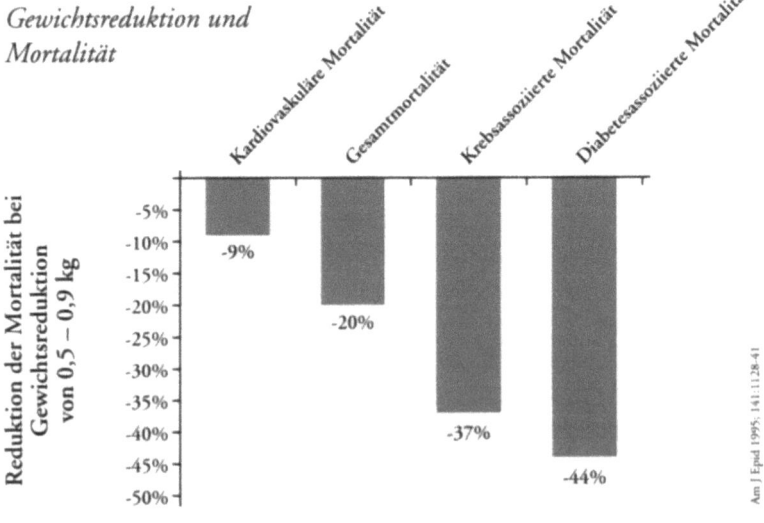

Gewichtsreduktion und Mortalität

Zu erwartender Benefit bei einem Gewichtsverlust pro kg	
Mortalität (bei DM II)	• Lebenserwartung steigt **um 3–4 Monate** • Verbesserte glykämische Kontrolle: Ein Gewichtsverlust von ≥ 6,9 kg oder ≥ 5 % des Ausgangsgewichtes verbessert die Glukose- und HbA_1-Werte. Der Gewichtsverlust verbessert die Blutzuckerschwankungen.
Blutdruck	• Senkung **um 2,5 mm Hg systolisch** • Senkung **um 1,5 mm Hg diastolisch**
Blutfette	• Senkung des Gesamtcholesterins **um 1,93 mg/dL** • Senkung des LDL Cholesterins **um 0,77 mg/dL** • Senkung der Triglyceride **um 1,33 mg/dL**

[1] Lean et al. Diabet Med. 1989;7:228-233.
[2] Wing et al. Arch Intern Med. 1987;147:1749-1753.
[3] Dattilo et al. Am J Clin Nutr. 1992;56:320-328.
[4] Seim et al. Fam Pract Res J. 1992;12:411-419.

II. Motivation durch initialen Gewichtsverlust

Das Aufrechterhalten der Compliance bei der Gewichtsreduktion oder das Eintreten einer Non-Compliance sehr bald nach Beginn einer Maßnahme zur Gewichtsverringerung kann eine Reihe von Ursachen haben:

1. Einfluss kognitiver Prozesse

Im Rahmen von verhaltenstherapeutisch ausgerichteten Programmen ist die Selbstbeobachtung ein wesentlicher Bestandteil der Intervention. Dazu wird meist empfohlen, dass die Patienten am Beginn ihres Abnehmversuchs ein Ernährungsprotokoll führen. Dabei wird häufig beobachtet, dass manche Patienten anfänglich diese Buchführung zwar sehr fleissig durchführen, jedoch dann viel zu früh diese Art der Selbstkontrolle wieder aufgeben – d.h. sich non-compliant verhalten. Stellen sich dann Misserfolge ein, gibt ein Teil der Patienten das Vorhaben Gewicht abzunehmen auf, während ein anderer Teil von Patienten wieder mit dem Protokollieren beginnt und sich in der Regel sehr bald weitere Erfolge in Bezug auf die Gewichtsreduktion einstellen.

In diesem Fall werden kognitive Prozesse ausschlaggebend sein, ob die Maßnahme „Selbstkontrolle" auch dann weitergeführt wird, wenn nicht immer die gewünschten Erfolge auftreten. Bei intern kontrollierten Patienten (Folgen des Handelns hängen vom eigenen Können oder Wollen ab) führen Anfangserfolge bereits zu einer hohen Bewertung der Maßnahme. Schreiben Patienten erste Erfolge stabilen Attributionen zu (z.B. Aufgabenschwierigkeit), werden sie hohe Erwartungen in die Maßnahme setzen. In beiden Fällen wird das Verhalten „Selbstkontrolle" weitgehend internalisiert und die Patienten werden auch bei „Rückschlägen" nicht sofort die Maßnahme wieder fallen lassen.

Führen Patienten anfängliche Erfolge bei der Gewichtsreduktion darauf zurück, dass die Maßnahme „Selbstkontrolle" nur zufällig gewirkt hat (externe Kontrolle) oder dass es eher der persönlichen Anstrengung als der Selbstkontrolle zuzuschreiben ist, dass das Gewicht abgebaut werden konnte (instabile Attribution), wird diese Methode bei auch nur kurzfristigem Ausbleiben des Erfolges wieder aufgegeben.

Bei Nicht-Berücksichtigung der kognitiven Prozesse als eine mögliche intervenierende Variable im Rahmen der Verhaltensmodifikation oder einer sonstigen therapeutischen Intervention, könnten „naive" Beobachter die Non-Compliance, das Nicht-Erfüllen bestimmter Empfehlungen (z.B. Selbstbeobachtung üben oder regelmäßig ein Medikament einzunehmen), auf eine zu geringe Motivationslage des Patienten zurückführen. Das Ausbleiben einer erwarteten Handlung wird dann als ein Mangel von Wollen und weniger als ein Mangel von Können interpretiert.

2. Motivation und Verhalten

Gelingt es die Motivation eines Patienten hoch zu halten, empfindet dieser auch im Falle einer schlechten Leistung weniger Strafreize als bei Vorhandensein einer geringen Motivation. Nimmt etwa ein Therapeut an, dass das Vernachlässigen von Selbstkontrolltechniken auf ein vermindertes Wollen und weniger auf ein eingeschränktes Können zurückzuführen ist, so sind „Strafreize" sehr wahrscheinlich.
Voreilige Interpretationen, wie „der Patient bemüht sich zuwenig", könnten dazu führen, dass der Therapeut mit Ermahnungen (= Bestrafung), wie „...wenn Sie Ihre Gewichtsabnahme mit so wenig Ernst betreiben, werden Sie keinen Erfolg haben..." als mit „Belohnung"

("… Sie haben ja schon schöne Erfolge zu verzeichnen, vielleicht war doch die empfohlene Maßnahme hilfreich…") reagiert. Die Konsequenz daraus wäre eine Verschlechterung der Motivationslage beim Patienten. Dies kann dazu beitragen, das Vorhaben, sein Verhalten zu verändern, wieder aufzugeben.

III. Konsequenzen für Therapierichtlinien

Die Prävention der Adipositas ist eine unabdingbare Basis von Bevölkerungsstrategien. Ist Adipositas einmal vorhanden, ist sie selbst ein großes Gesundheitsrisiko, triggert aber auch die Bedeutung vieler anderer Risikofaktoren. Eine möglichst frühzeitige Gewichtsreduktion mit dem Ziel der Gewichtserhaltung muss daher das Ziel jeder Adipositastherapie sein.

Die eigentliche Gewichtsreduktion erfordert ein hohes Maß der Kenntnis der zugrunde liegenden Faktoren Ernährung, Verhalten, Stimmungen, Lebensumstände, Bewegung und Gesundheitsbewusstsein. Darüber hinaus muss die Beratung integrierte Betrachtungsweisen dieser Faktoren in der Individualberatung berücksichtigen. In der Gruppentherapie bieten sich interdisziplinär eingerichtete Betreuerteams an.

1. Rationale für die Behandlung der Adipositas

Die Adipositas ist eine anerkannte chronische Erkrankung mit ernsten Gesundheitsfolgen und ein Hauptrisikofaktor für viele bedrohliche Erkrankungen.

Vielfältige Ursachen	Behandlungsoptionen

• Genetik, Hormone, Verhalten
• Schuldzuweisung (falsch und kontraproduktiv)
	• Lebensstiländerung
	  – Ernährung
	  – Bewegung
	  – Verhalten
	• Pharmakotherapie
	• Chirurgie

2. Therapierichtlinien

BMI < 25 kg/m² – „Normalgewicht"
Bedarf im Regelfall keiner therapeutischen Intervention. Ziel ist die *Gewichtserhaltung* und gegebenenfalls eine Umstellung der Ernährungsgewohnheiten in Richtung „gesunde Ernährung".

BMI 25 – 27 kg/m² – „Beginnendes Übergewicht"
Gewichtsbereich mit geringer Risikoerhöhung. Speziell bei Vorliegen anderer Grunderkrankungen, entsprechender Anamnese oder hohem Leidensdruck seitens der Betroffenen beginnende Lebensstilmodifikation. Ziel ist die *Gewichtsstabilisierung*.

BMI 27 – 30 kg/m² – „Mäßiges Übergewicht"
Gewichtsbereich mit bereits statistisch signifikanter Risikoerhöhung. Beim Vorliegen von spezifischen Risikofaktoren (Hypertonie, Metabolisches Syndrom, Hyper- und Dyslipidämie) ist neben der diätetischen auch eine medikamentöse Therapie in Betracht zu ziehen. Mögliche Maßnahmen: Schwerpunkt Ernährungsberatung, bei Hochrisikopatienten auch medikamentöse Therapie. Ziel ist die *Gewichtsreduktion*.

BMI 30 – 40 kg/m² – „Adipositas (I – II)"
Mehrfach erhöhtes Risiko zur Entwicklung eines Diabetes mellitus Typ 2 und/oder kardiovaskulärer Erkrankungen, wesentlich gesteigerte Mortalität. Eine konsequente diätetische und medikamentöse Therapie ist erforderlich. Mögliche Maßnahmen: Ernährungsberatung, Formuladiäten, Medikamentenverordnung, Verhaltenstherapie bei speziellen Indikationen. Ziel ist die *massive Gewichtsreduktion*.

BMI > 40 kg/m² – „Morbide Adipositas (III)"
Lebensbedrohliches Erkrankungsbild mit hoher Letalität. Intensivierte konventionelle Adipositastherapie (Ernährungsberatung, Formuladiäten, Medikamentenverordnung, Verhaltenstherapie), eventuell operativer Eingriff. Ziel ist die *massive, rasche Gewichtsreduktion*.

Lebensstilmodifikation als interdisziplinärer Therapieansatz

I. Einleitung und Indikationsstellung

Die Indikation zur Gewichtsreduktion stellt sich aus der Klassifizierung der Zugehörigkeit zur Gruppe der Adipösen nach Ausschluss schwerer Essverhaltensstörungen. Sind die Risikoachsen des Patienten (Gesundheitsbewusstsein, Verhalten, Stimmung) bekannt, kann ein individuell adaptiertes Programm entworfen werden, oder für eine Patientengruppe, in der Gruppenschulung Verwendung findet.

Zentrale Bedeutung hat das Erreichen eines „aktiven Lebensstiles" bei den Patienten, also die Motivation zur körperlichen Ausdauerbelastung und körperlichem Training, die durch Erhöhung des Gesamtenergieverbrauches die Basis zur negativen Energiebilanz legt. Darüber hinaus wird durch die Bewegung die Energieverwertung verbessert, der Insulinspiegel erniedrigt und dadurch der Hungerantrieb vermindert.

Die Faktoren Ernährungstherapie, Verhaltensmodifikation und die medikamentöse Therapie werden im Folgenden dargestellt.

1. Fragen vor einer dauerhaften Gewichtsreduktion

Oft besteht der Wunsch, möglichst rasch ein paar Kilogramm abzunehmen, ohne dabei „hungern" zu müssen. Man erwartet sich ein „Wundermittel", eine gute „Diät" oder eine erfolgversprechende „Kur". Rasch glaubt man, eine optimale Methode gefunden zu haben und stürzt sich ohne viel nachzudenken ins Abnehmen.

Dabei wird häufig vergessen, dass man sich vor jedem Beginn einer Gewichtsreduktion mehrere wichtige Fragen stellen sollte:

- **Warum** möchte ich eigentlich abnehmen?
  Was sind meine wichtigsten Beweggründe?

- **Wieviele** Kilogramm sollen als erstes Abnehmziel vorgenommen werden?
- **Wann** – Ist der Zeitpunkt der Gewichtsreduktion richtig gewählt – oder werde ich mich diesem Problem in den nächsten Tagen und Wochen kaum widmen können?
- **Wie lange** habe ich vor, mich mit dem Abnehmen zu beschäftigen?
- **Ziel** – Welche Erwartungen habe ich an meine „Methode"? Werden diese Erwartungen erfüllt werden können?

Mögliche behindernde Faktoren:
- Wie wird meine Umgebung reagieren?
- Wie werde ich mich verhalten, wenn sich der Erfolg nicht, bzw. nicht gleich einstellt?

II. Ernährungstherapie

Im Rahmen eines integrierten Gewichtsmanagementprogrammes ist die diätetische Therapie der Adipositas die Basis für eine erfolgreiche Behandlung.

Unter dem Begriff „Diät" versteht man zurückgehend auf die griechische Definition nicht nur Ernährung, sondern die gesamte Lebenseinstellung, sowohl physisch als auch psychisch.
Diät (diaita) versteht sich als Grundlage einer vernünftigen Lebensführung, die eine adäquate Ernährung, vernünftige körperliche Aktivität und das Vermeiden schädlicher Verhaltensweisen umfasst. In den vergangenen Jahren hat sich der begriff Diät auf die Kalorienreduktion beschränkt. Neuerdings setzt sich jedoch der Begriff „Lebensstilmodifikation" durch, der eine vernünftige Ernährung ebenso wie vernünftige Verhaltensweisen umfasst.

1. Energieverbrauch und Gewichtsreduktion

Klar ist, dass es zur Induktion einer Gewichtsreduktion einer länger dauernden und deutlichen Reduktion der Energiezufuhr im Vergleich zum Energieverbrauch bedarf. Dabei sollte zumindest eine Unterbilanzierung um 600 kcal/Tag erreicht werden. Besser noch scheint es initial um 1000 oder mehr kcal unterzubilanzieren.

Dadurch können anfangs relativ gute Erfolge erreicht werden und damit wird die Motivation des Adipösen gesteigert.

Am Beginn jeder Gewichtsreduktion wird binnen 2–3 Tagen eine deutliche Gewichtsreduktion von oft mehreren Kilo erreicht. Dies kommt durch die Mobilisation von Glykogen und den damit vergesellschafteten Wasserverlust zustande.

Energiereserven bei einem 90 kg schweren, übergewichtigen Mann			
	kg	kcal	
Fett	30	270.000	schwer zu mobilisieren
Eiweiß	9	36.000	schwer zu mobilisieren
Glykogen	0,4	1.600	leicht zu mobilisieren

Um 1 kg Körperfett zu reduzieren müssen ca. 7.300 kcal „eingespart" werden. Das heißt aber, dass selbst wenn täglich tatsächlich 1.000 kcal eingespart werden, pro Woche im besten Falle ein Kilogramm abgenommen werden kann. Meist aber jedoch weniger.

Seit ca. 15 Jahren ist bekannt, dass eine verminderte Kalorienzufuhr den Energieverbrauch reduziert. Dabei sind offenbar alle drei Komponenten des Energieverbrauches (Grundumsatz, Thermogenese und körperliche Aktivität) betroffen. Der Grundumsatz wird vor allem durch die bei jeder Gewichtsreduktion auftretenden Reduktion der fettfreien Masse reduziert (bis zu 25 % des Gewichtsverlustes gehen auf Kosten der FFM).

Proteinverlust (in % des Gewichtsverlustes) bei verschiedenen Diäten

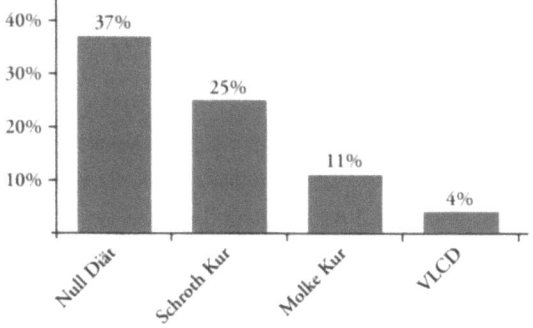

Die Thermogenese sinkt um ca. 3–6% und bleibt auch bei Postadipösen reduziert, durch den Gewichtsverlust sinkt die bei körperlicher Aktivität notwendige Energiemenge. Pro kg Gewichtsreduktion beträgt die Reduktion des Grundumsatzes ca. 15 kcal/Tag. Daraus folgt, dass Postadipöse nach einer Gewichtsreduktion zur Erhaltung des Körpergewichtes nur weniger essen dürfen als vorher.

Nahrungsauswahl und Energiedichte

Adipöse verzehren bevorzugt Nahrungsmittel mit hoher Energiedichte (kcal/g). Das bedeutet eine zu hohe Fett- und eine zu niedrige Ballaststoff- und Flüssigkeitszufuhr. Süße und fette Komponenten verbessern den Geschmack und erhöhen dadurch wiederum die Nahrungsaufnahme. Fett sättigt weniger gut als Kohlenhydrate oder Eiweiß und vergrößert dadurch die Portionsgröße. Das fette Essen „rutscht auch etwas besser", was die Gesamtportion vergrößert.

2. Messung und Berechnung des Energieverbrauches

Direkte Kalorimetrie:

Basiert auf der Tatsache, dass in körperlicher Ruhe sämtliche Energie in Wärme umgewandelt und an die Umgebung abgegeben wird. Aufwand und Kosten sind enorm und daher wird diese Methode ausschließlich in experimentellen Setups verwendet.

Indirekte Kalorimetrie:

Basis ist die Erfassung des Gasaustausches- also O_2-Aufnahme und CO_2-Abgabe. Daraus lässt sich der sogenannte Respiratorische Quotient (RQ) berechnen. Dieser Quotient wiederum erlaubt Aufschlüsse über Kohlenhydrat- und Fettoxidation. Bei ausschließlicher Oxidation von Kohlenhydraten ist der RQ 1. Das heißt, O_2-Aufnahme und CO_2-Abgabe sind gleich.

Bei isolierter Verbrennung von Fett wird der aufgenommene Sauerstoff nicht nur zur Oxidation von Kohlenstoff, sondern auch zur Oxidation von Wasserstoff benötigt. Der RQ liegt dann bei ca. 0,7. Bei normaler Ernährung liegt der RQ unter basalen Bedingungen bei 0,8–0,85. Der Grundumsatz lässt sich bei dieser Methode aus der Gesamtmenge an aufgenommenem Sauerstoff berechnen. Dabei entspricht unter der Annahme einer ausgewogenen Mischkost 1 Liter Sauerstoff 4,83 kcal.

- **Formeln für die tägliche Praxis:**

Da auch die indirekte Kalorimetrie eine für die tägliche Praxis zu aufwendige Methode darstellt, wurden verschiedene Formeln zur Schätzung von Grundumsatz und Gesamtenergieverbrauch entwickelt:

Formel 1 unterschätzt eher den tatsächlichen Energiebedarf (besser 1000 & 800 kcal ?):

Männer: 900 + (10 x kg Körpergewicht)	
Frauen: 700 + (10 x kg Körpergewicht)	
für Menschen mit geringer körperlicher Aktivität	x 1,2
für Menschen mit mittlerer körperlicher Aktivität	x 1,4
für Menschen mit hoher körperlicher Aktivität	x 1,6

Formel 2 liefert Näherungswerte für einen BMI unter 50 und leichte bis mittlere körperliche Aktivität, ohne jedoch auf Geschlechtsunterschiede Rücksicht zu nehmen:

Körpergewicht x 24 x 1,3

Formel 3 ist für die tägliche Praxis zu kompliziert. Das Resultat der Formel sind MJoule pro Tag. Durch Multiplikation mit 240 erhält man kcal / Tag:

Männer	18 – 30 Jahre	0,0630 x kg Körpergewicht + 2,8957
	31 – 60 Jahre	0,0484 x kg Körpergewicht + 3,6534
	> 60 Jahre	0,0491 x kg Körpergewicht + 2,4587
Frauen	18 – 30 Jahre	0,0621 x kg Körpergewicht + 2,0357
	31 – 60 Jahre	0,0342 x kg Körpergewicht + 3,5377
	> 60 Jahre	0,0377 x kg Körpergewicht + 2,7545
Aktivitätskorrektur:	geringe Aktivität	x 1,3
	große Aktivität	x 1,5

3. Grundlagen der hypokalorischen Ernährung – Gesunde Mischkost vs. Radikaldiäten

Unter einer moderat hypokalorischen Kost werden Kostformen mit einem Energiegehalt > 700 kcal/Tag verstanden. Die Obergrenze ist nicht festgelegt, je nach Energiebedarf und beabsichtigter Gewichtsabnahme sollte sie zwischen 1.000 und 2.000 kcal/Tag betragen. Die individuelle Berechnung erfolgt durch Abzug von 600 kcal vom tatsächlichen Energiebedarf.

Diese Ernährung kann in Form einer konventionellen Mischkost, einer Formeldiät oder einer Kombination der beiden erfolgen.

Die Mischkost

gilt weltweit als „Standard" der Kostformen. Jede Gewichtsreduktion sollte grundsätzlich mit einer Umstellung auf eine ausgewogene Mischkost beginnen. Es handelt sich hierbei nicht um eine Diät, d.h. unübliche Nahrungsmittel für einen begrenzten Zeitraum, sondern um eine im Vergleich zur üblichen Kost leicht modifizierte Ernährungsweise. Durch diese Ausgewogenheit kann diese ein Leben lang durchgeführt werden und entspricht damit den therapeutischen Anforderungen. Unterhalb eines Energiegehalts von 1000 kcal/Tag ist eine Mischkost in der Regel defizitär an Vitaminen und Spurenelementen. So muss bei einer Anwendung > 2 Wochen mit Multivitaminpräparaten substituiert werden.

Diät:	Unübliche oder streng eingeschränkte Nahrungsmittelauswahl über einen begrenzten Zeitraum
Mischkost:	Basis einer dauerhaften Ernährung

Sinn und Unsinn von Wundermitteln und Wunderdiäten

Wundermittel gibt es nicht. Gerade der moderne Mensch ist jedoch mystischen Vorstellungen und Hoffnungsgebern sehr aufgeschlossen. Daraus entstehen zahllose, teure und im wesentlichen nicht erwiesene Therapiemaßnahmen. Die Geschichte aller dieser „Modetherapien" mahnt allerdings zur Vorsicht. „Abnehmen im Schlaf" hat leider ebenso wenig funktioniert wie „Salzwickel", die dem Körper lediglich Flüssigkeit entziehen (ihn somit „fettreicher" machen) und somit nach Flüssigkeitssubstitution wieder das Ursprungsgewicht herstellen, sowie Tees aller Art. Wir selbst propagieren Flüssigkeitszufuhr als wichtiges Therapieinstrument der Gewichtsreduktion. Manche Patienten behaupten der zur Zeit aktuelle Pu-Erh-Tee würde das Essen unattraktiv machen, da er „nach Erde" schmeckt und dadurch appetitmindernd wirke. Das ist sicher eine der möglichen Erklärungen für den wenig langfristigen Erfolg: Wir trinken nach einiger Zeit nur das, was auch schmeckt. Einseitigkeit und Geschmacklosigkeit ist längerfristig unattraktiv.

Radikaldiäten definieren sich in einer extrem niederkalorischen Zufuhr mit einer einseitigen Nährstoffzusammensetzung. Dies entspricht nicht den Therapieanforderungen für eine Weiterführung in der Erhaltungsphase. Zusätzlich resultiert dies in keiner positiven Änderung der Ernährungsgewohnheiten und führt häufig zu hohem Eiweiß-(Muskel-)abbau (besonders bei der an sich obsoleten Null-Diät).

Beispiele häufig angewendeter unsinniger Diäten

Blutgruppendiät

Prinzip: Basierend auf einer obstrusen Erklärung der Evolution der Blutgruppen, die im krassen Gegensatz zur gängigen wissenschaftlichen Ansicht steht, werden Empfehlungen und Möglichkeiten der Prävention geboten. Als ein wesentliches pathogenetisches Konzept sind die Lektine angeführt, die zu Blutverklumpung führen sollen.
Gesundheitliche Bewertung: Die beschriebene Ernährungsweise stellt weder einen Ersatz, noch eine Ergänzung zu den derzeit gültigen Empfehlungen zur Ernährung dar, vor einzelnen Richtlinien muss sogar gewarnt werden. Erklärungen und Heilsversprechungen entbehren jeglicher wissenschaftlichen Grundlage.

Trennkost (Hay'sche Trennkost)

Prinzip: Eiweiß- und kohlenhydrathaltige Lebensmittel dürfen nicht zusammen in einer Mahlzeit verzehrt werden. 80 % der Nahrung sollen aus Obst und Gemüse bestehen. Fette können zu allen Mahlzeiten gegessen werden.
Gesundheitliche Bewertung: Calcium, Eisen- und Jodzufuhr möglicherweise kritisch. Die Trennung von Eiweiß und Kohlenhydraten ist unsinnig und schwer durchführbar. Positiv ist der hohe Obst- und

Gemüseanteil sowie die Einschränkung des Fleischkonsums. Gewichtsabnahmen sind auf den reduzierten Kaloriengehalt zurückzuführen.

Fit for life

Prinzip: eine Variante des Trennkostprinzips (Kohlenhydrat- und eiweißhaltige Lebensmittel sollen nicht gleichzeitig gegessen werden); bis 12 Uhr Obst, Gemüse und Salat, 30 % Brot, Getreide; wenig Fleisch. Milch- und Milchprodukte sind verboten. Als Getränk wird destilliertes Wasser empfohlen.
Gesundheitliche Bewertung: Mangel an Calcium, Eisen, Jod und B-Vitaminen möglich. Destilliertes Wasser als Getränk sowie das ganze Ernährungsprinzip sind abzulehnen, da es zu Mangelerscheinungen kommen kann. Zahlreiche Behauptungen sind falsch. Positiv ist der hohe Obst- und Gemüseanteil.

Max-Plank-Diät

Prinzip: Ein Wochenspeiseplan mit viel Fleisch und Eiern, wenig Milch. Obst, bestimmte Gemüsesorten z.T. in beliebiger Menge. Es wird eine Gewichtsabnahme von 8 kg in 2 Wochen versprochen und eine Stoffwechselveränderung, die für die nächsten 3 Jahre eine Gewichtszunahme verhindert.
Gesundheitliche Bewertung: Die versprochene Gewichtsreduktion ist unrealistisch, ebenso die Stoffwechselveränderung. Ausreichende Nährstoffversorgung ist nicht gesichert (Calcium, Jod, Ballaststoffe, essentielle Fettsäuren). Kost ist sehr einseitig und führt zu Süßhunger.

Atkins-Diät

Prinzip: Eiweiß- und fettreiche Lebensmittel sind unbeschränkt erlaubt (Fleisch, Eier). Verbot bzw. starke Einschränkung aller kohlenhydrathaltigen Lebensmittel wie Brot, Gemüse, Obst, Kartoffel.
Gesundheitliche Bewertung: Gilt als Mangel- und Fehlernährung, führt zu Gesundheitsschäden. Reich an Fett, Cholesterin und Purinen. Erhöht Risiko für Herz- und Kreislauferkrankungen und Gicht.

Hollywood-Diät

Prinzip: Kohlenhydratarme und eiweißreiche Diät. Die Kost besteht vorwiegend aus Obst, Fleisch, Fisch und Eiern.
Gesundheitliche Bewertung: Der Mangel an Kohlenhydraten bedingt

Probleme hinsichtlich des Wasser- und Elektrolythaushalts sowie der körperlichen Leistungsfähigkeit.

Zitronensaftkur

Prinzip: Täglich den verdünnten Saft von 3–6 Zitronen, dazu 12–24 Esslöffel Ahornsirup und Cayennepfeffer.
Gesundheitliche Bewertung: Die ungewohnte Säure kann massive Magen- und Darmbeschwerden hervorrufen.

Wundermittel

Entwässernde Mittel, Abführmittel

führen nur zu großen Wasserauscheidungen und Kaliumverlusten, nicht aber zu Fettabbau.

Enzympräparate

Extrakte aus Ananas, Mangos oder Papaya enthalten eiweißspaltende Enzyme, wie Bromelin und Papain. Die versprochene Unterstützung der Eiweißverdauung im Darm wäre in Hinblick einer erwünschten Gewichtsreduktion eher kontraproduktiv. Die Aktivität der Enzyme wird im Verdauungsprozess minimiert. Papayaextrakt kann zusätzlich zu allergischen Reaktionen führen, Übelkeit, Erbrechen und Durchfall auslösen.

Pu Erh-Tee

Pu Erh-Tee stammt aus der südchinesischen Provinz Yunnan und ist nach der Stadt PuÈr benannt. Dieser Tee unterscheidet sich von anderen Sorten durch ein spezielles Fermentationsverfahren, das den muffigen Geschmack und die erdige Farbe (auch „roter Tee" genannt) bedingt. Die Inhaltsstoffe entsprechen weitgehend denjenigen in Grün- und Schwarztee. Nicht gesundheitsfördernd ist die verbreitete hohe Schadstoffbelastung, die kürzlich in einem ÖKO-TEST-Magazin ermittelt wurde. DDT ist zwar in China ebenso verboten wie in Österreich, doch wird es in der Anbauregion nach wie vor verwendet und zusätzlich sind die stark belasteten Böden bedenklich.
Obwohl es einige vielversprechende Tierversuche mit Anwendung von Tee-Essenzen gibt, hat man bis dato noch keine metabolischen Effekte mit den handelsüblichen Sorten beim Menschen beobachten

können. Es scheint vielmehr das „Teetrinken" als traditioneller Teil eines geänderten Lebensstils zu sein, das als gesundheitsfördernd anzusehen ist.

Spargelkapseln
Spargel hat von Feingemüsesorten einen hohen Rohfaseranteil, ist sehr Folsäurehältig und hat einen niedrigen Nitratgehalt (weniger als 500 mg/g) wie Gurken, Paprika, Tomaten, Kohlsprossen, Zwiebel, Broccoli, Erbsen und somit eine verringerte krebserregende Nitritbelastung. Spargel ist somit gedünstet ein sehr gesundes und empfehlenswertes Gemüse.
Inwieweit die genannten Inhaltsstoffe noch in den am Markt befindlichen Spargelkapseln zu finden sind, ist mehr als fraglich und die Bedeutung dieser Präparate bei der Gewichtsreduktion bleibt undiskutabel.

Apfelessig
wirkt antibakteriell und wird auch sehr gerne als Haushaltsmittel angewendet. Was aber sicher nicht stimmt, ist seine Wirkung als Fettkiller.

Sättigungskomprimate (Chitosan, Matricur, CM3)
Wegen unkalkulierbaren, potentiell sogar lebensbedrohlichen Risiken wird von medizinischen Fachgremien vor Quellmitteln gewarnt. Es besteht die Gefahr der Pfropfbildung und von Darmverschlüssen, insbesondere wenn diese Präparate nicht mit außerordentlich viel Flüssigkeit eingenommen werden. Vor allem bei älteren Menschen kann dies problematisch werden.

Schlankheitspflaster
Schlankheitspflaster können z.B. Algenbestandteile enthalten, deren Jodgehalt den Energieverbrauch des Körpers erhöhen soll.
Vorsicht bei Produkten, die nicht öffentlich (Drogerien, Apotheken oder durch den Arzt) angeboten werden. Unter diesen Anbietern gibt es sehr oft „Schwarze Schafe", die mit unrealistischen Erfolgsversprechungen und dubiosen Qualitätsgarantien Abnehmwillige ködern.

4. Pro & kontra Diätprodukte
Viele Produkte gibt es in der Light-Version auf dem Markt, wobei sich dieser Begriff auf verschiedene Eigenschaften des herkömmli-

chen Produktes beziehen kann. Meistens unterscheiden sich Light-Varianten von ihrem Stammprodukt dadurch, dass sie kalorienärmer gemacht sind, sie können aber auch einfach nur „leicht bekömmlich" sein, oder sie sind „leicht", weil sie mittels Luft oder Stickstoff zu größerem Volumen aufgeschäumt sind, wobei sich der Energiegehalt pro Gewichtseinheit jedoch nicht ändert (z.B. Topfencremen, Knäckebrot). Sogar Light-Mineralwasser gibt es, dem weniger oder gar keine Kohlensäure zugesetzt wird. Auch Genussmittel werden in Light-Version angeboten: alkoholische Getränke mit weniger Alkohol (alkoholfreies Bier), Kaffee mit weniger oder gar keinem Koffein (entkoffeinierter Kaffee).

Lebensmitteltechnologische Möglichkeiten zur Einsparung von Fett in Lebensmitteln:

Bei den kalorienärmeren Light-Produkten werden energiereiche Inhaltsstoffe der ursprünglichen Lebensmittel vermindert oder ganz herausgenommen und durch energieärmere oder -freie Stoffe ersetzt:

Vorgang	Einsparung
Fett 8,6 – 3,9 kcal / g durch Protein	4,6 kcal / g
Fett 8,6 – 3,7 kcal / g durch Kohlenhydrate	4,8 kcal / g
Fett 8,6 – 0 kcal / g durch Wasser	8,6 kcal / g
Fett 8,6 – 0 kcal / g durch Ballaststoffe	8,6 kcal / g

- Fett durch Wasser, Quellstoffe, Emulgatoren, Eiweiß, Kohlenhydrate oder durch Fettersatzstoffe.
  Beispiele:

Streichfette mit verringertem Fettgehalt
– enthalten 40 % Fett, höchstens 7 % andere Inhaltsstoffe und Wasser. Man unterscheidet Minarine, deren Fettanteil aus pflanzlichen Ölen, und Milchleichtfett, dessen Fett aus Milchfett besteht. Als sonstige Inhaltsstoffe sind erlaubt Gelatine, Stärke, Vollmilchpulver (max. 2%), Magermilchpulver, Kochsalz (höchstens 2 %, bei 0,5 % und mehr mit der Zusatzbezeichnung „gesalzen") sowie die Zusatzstoffe Milch-, Zitronensäure, Aromen, Vitamine, Emulgatoren, Verdickungsmittel, β-Carotin, Sorbinsäure.
kalorienverminderte Wurstwaren, Mayonnaise

- Zucker durch Süßstoffe und /oder Zuckeraustauschstoffe sowie Ballast, Quell- und Füllstoffe.
  Beispiele:

Leichtgetränke
– enthalten statt Zucker künstliche Süßstoffe (Saccharin, Cyclamat, Aspartam, Acesulfam).
Leichtbier
– hat maximal 3,7 % Alkohol, der Energiegehalt liegt etwa 1/3 niedriger.

Leichtkonfitüre
– ist energieärmer, weil sie mehr Obst und weniger Zucker enthält: 600 g Frucht/kg im Vergleich zu 350 g oder, bei dem Hinweis auf „extrafein" oder „extra", zu 450 g. Als Süßungsmittel können Zucker, Honig oder Obstdicksäfte verwendet werden. Der Energiegehalt liegt je nach Hersteller bei etwa 140 – 180 kcal pro 100 g (übliches Produkt: ca. 270 kcal)

Kalorienverminderte Süßwaren, Backwaren, kalorienverminderte Süßspeisen

Um diese Produkte trotz ihrer „Abspeckung" so aussehen und schmecken zu lassen wie ihre Ursprungsprodukte, erfahren sie oft eine aufwendige, mit einer Reihe von Zusatzstoffen verbundene Verarbeitung.

Nach rechtlicher Bestimmung (Kodex des österreichischen Rechts: Lebensmittelrecht. EU-Verordnungen 1995) dürfen Produkte nur dann „kalorienarm" bezeichnet werden, wenn nicht mehr als 50 kcal/100g im verzehrfertigen Lebensmittel enthalten sind, bei Suppen und Getränken sind es nicht mehr als 20 kcal/100ml.

Produkte mit der Bezeichnung „kalorienreduziert" müssen mindestens 40 Prozent weniger Energie enthalten als vergleichbare normale Lebensmittel. Bei „fettreduzierten" Produkten muss der Fettgehalt um mindestens 40 % vermindert sein.

Ist ein Lebensmittel nur mit „light" bezeichnet, muss es zumindest kalorienreduziert sein. Wie sehr Light-Produkte helfen können, das Körpergewicht zu halten oder abzunehmen, ist fraglich, weil

- viele Lightprodukte nicht anhaltend sättigend sind, mit der Folge, dass man mengenmäßig mehr davon isst und über die tatsächliche Energiemenge kommt.

- diese Produkte ohnedies zu größeren Portionen verleiten.
- sich längerfristig keine Änderung in ungünstigen Essgewohnheiten zeigt.

Aus Studien in den USA, wo man trotz einer Umsatzsteigerung für Süßstoffe um 13 % im Jahre 1990 eine weitere Steigerung des Zuckerkonsums verzeichnete, weiß man um die Sinnlosigkeit deren Einsatz ohne Einbindung in eine ganzheitliche Ernährungsumstellung.

Achtung bei „Diabetikerlebensmitteln": diese sind zwar im Gehalt an Glukose, Disacchariden und Stärke um mind. 30 % gegenüber vergleichbaren Erzeugnissen vermindert, nicht aber zwingend in ihrem Fett- und Energiegehalt.
Dasselbe gilt auch für Fettersatzstoffe. Neben der Verlockung mehr zu essen und der Gefahr des Selbstbetrugs, werden kritische „Kalorienbomben" wie Mayonnaise, Sahnetorte oder Eis durch Fettersatz nicht automatisch zu gesunden Lebensmitteln.

5. Grundlagen der (Very) Low Calorie Diet (V)LCD

Bereits im Jahre 1929 publizierte eine Gruppe von Wissenschaftlern in Pittsburgh eine neue Behandlungsmethode der Adipositas. Diese bestand aus einer Diät von 400 kcal und 50g Protein, einer Zusammenstellung, die der von heutigen Fertigdiäten durchaus nahe kommt. Der damals revolutionäre Gedanke unter kontrollierter Nährstoffzufuhr und klinischer Kontrolle radikale Gewichtsreduktionen gefahrlos durchführen zu können, fand breiten Widerhall und war der Beginn von internationaler Arbeit auf diesem neuen Forschungsgebiet.

War die Pittsburgh-Diät in der Energie- und Nährstoffkonstellation den heutigen VLCDs ähnlich, so hatte sie den Nachteil aus Lebensmitteln (Eier, Steaks, Gemüse, ...) zu bestehen, was nur eine stationäre Behandlung möglich machte.

In den 60er-Jahren entstand der Prototyp der modernen VLCD von M. Johnson als Formuladiät, die als solche auch verkauft wurde (900 kcal, 70 g Protein, 100 g Kohlenhydrate, 20 g Fett). In den

70er-Jahren gab es einen großen Skandal in den USA, da mehrere Todesfälle bei Therapie mit Formuladiäten auftraten. Es handelte sich hierbei um eine Diät, die hydrolysiertes Kollagen und Gelatine, sprich Protein niedriger Qualität beinhaltete und zusätzlich mangelhafte Zufuhr von Mineralstoffen und Vitaminen bot.

Die Folge war ein grundsätzliches Überdenken der Nährstoffrelation, insbesondere von Protein und die Entwicklung von relativ risikofreien Diäten.

Zwei der bekanntesten Produkte waren Modifast® (in den USA als Optifast® bekannt), das 1979 in Deutschland auf den Markt kam und die Cambridge Diät®. Neu war, im Unterschied zu den in den frühen 70er-Jahren angebotenen Diäten, die vollständige Versorgung mit Hauptnährstoffen, aber auch Mineralstoffen und Vitaminen.

1987 erschien ein entscheidender Bericht des COMA (Committee on Medical Aspects of Food Policy), der die notwendigen Aspekte zur Gewährleistung der sicheren Anwendung von VLCDs definierte. VLCDs müssen demnach mindestens 400 kcal mit 40 g Eiweiß für Frauen und 500 kcal mit 50 g Eiweiß für Männer enthalten. Weiters bemerkt der Bericht, dass Formuladiäten nur bei Misserfolg mit konventioneller Ernährungsberatung Einsatz finden sollten und eine definierte Gruppe von Risikopatienten, wie Jugendliche und Schwangere, ausgeschlossen werde.

Definition der Formuladiät

Als VLCDs werden alle Diätregime unter 700 kcal/d tituliert, die laut den üblichen Bedarfsempfehlungen (U.S. Recommended Daily Allowances, Federal Register, July 19, 1990, 55: 29477) für Vitamine, Mineralstoffe, Protein, Elektrolyte und Wasser bedarfsdeckend und sicher sind.

Nach neueren Übereinkommen geht man dazu über, den Begriff „very low calorie diet" (VLCD) nur für Formuladiäten, die 7 Tage oder länger eingenommen werden, zu verwenden.

Erreichbares Ziel

Mit einer Diät laut der im COMA-Report (Committee on Medical Aspects of Food Policy, UK) definierten Formuladiät von 400 kcal/d und 40 g/d Eiweiß bei Männern und 500 kcal/d und 50 g/d Eiweiß bei Frauen kann ein Gewichtsverlust von 20 % in 6 Monaten erreicht werden. Hierbei kommt es zu geringfügiger Verminderung der FFM (14 %). Foster und Mitarbeiter konnten in einer doppelblinden Studie an 76 übergewichtigen Frauen bei Gabe von 3 verschiedenen Formuladiäten (I: 420 kcal/d, II: 660 kcal/d, III: 800 kcal/d) interessante Ergebnisse zeigen. Es besteht kein nennenswerter Unterschied in Gewichtsverlust und Körperzusammensetzung bei den oben genannten Diätformen. Als Ursache hierfür wird diskutiert:

1. Mangelnde Adhärenz bei der 420 kcal-Diät
2. Unterschiedlicher individueller kalorischer Mangel als Folge des individuell unterschiedlichen Energieverbrauchs

Ist die mangelnde Adhärenz bei 420 kcal-Diäten durch die Randomisierung der Patienten als Argument auszuschließen, so ist der unterschiedliche energetische Stoffwechsel der Personen in den differenzierten Lebensbedingungen ein dringend zu bedenkender Faktor.

Der Einsatz von VLCDs mit weniger als 3.349 kJ/d (800kcal/d) wird bei bestimmten Patientengruppen, wie Diabetikern, diskutiert.

Außer in diesem speziellen Fall wird aber die Wirksamkeit von VLCDs < 3.349 kJ/d in Hinblick auf Gewichtsverlust, Körperzusammensetzung, Symptomen, Akzeptanz und Psyche ausgeschlossen.

Das Hauptziel einer raschen Gewichtsreduktion wird zwar erreicht, doch besteht das Problem in der Maintenance-Phase, das meint in der Beibehaltung des erreichten Gewichts und die Anpassung an eine geänderte Stoffwechselsituation. Als besonders beachtenswert ist die Adaptation an den erniedrigten Grundumsatz, aber auch das Erlernen der adäquaten Lebensmittelauswahl in qualitativer und quantitativer Hinsicht zu sehen.

Um dies zu erreichen, ist eine Kombination von Mahlzeitenersatz durch Formuladiäten und definierten Kostzusammenstellungsplan wie aus genannter Studie ersichtlich, praktikabel sinnvoll.

Vor- und Nachteile der VLCDs

Vorteile	Nachteile
schneller initialer Gewichtsverlust	Eiweißverlust
initiales Dekonditionieren falscher Ernährungsgewohnheiten	Muskelverlust
praktisch leicht durchführbar	metabolische Adaptation
geringer Proteinverlust	

Nachteile:

- **Eiweißverlust**

Die metabolische Adaptation während starker Energiereduktion stellt das Hauptproblem bei schneller, radikaler Gewichtsreduktion dar. Der Verlust an fettfreier Körpermasse und die Folgen für Herz, Leber und Nieren sind der Hauptkritikpunkt bei VLCDs.

Das Ziel definiert sich also in erster Linie in einem optimalen diätetischen Vorgang mit größtmöglichem Verlust von Fettmasse und Sparen von Körperprotein.

Aufgrund der unzureichenden Glykogenspeicher der Leber und dem darauf folgenden Umsatz von Alanin und anderen Aminosäuren von Muskelmasse in Glukose, kommt es zu einem Verlust von bis zu 60 g Eiweiß pro verlorenem Kilogramm Körpergewicht.

Der Stickstoffverlust ist am Anfang der Gewichtsreduktion 2 – 3 Mal größer. Mit dem zusätzlichen Kohlenhydratmangel kommt es zur Diurese, welche den anfänglich raschen Gewichtsverlust begründet, der sich auf 0,3 – 0,5 kg/d stabilisiert. Bei Übergewichtigen kommt noch hinzu, dass der absolute Gewichtsverlust höher liegt, da auch der Grundumsatz erhöht ist, wobei der Stickstoffverlust geringer ist.

Fehlerquellen bei der Stickstoffmessung führen oft zu irreführenden Resultaten. Die Stickstoffausscheidung erfolgt nicht nur durch den Urin, sondern auch via Stuhl, Menstruation, Nasensekrete und gasförmig.

Auch Durchfall und Obstipation führen zu Fehlinterpretationen. Auch das Ausgangsgewicht und dessen Zusammensetzung, das Geschlecht (Frauen speichern besser Stickstoff), Diabetes mellitus, Mahlzeitenfrequenz haben entscheidenden Einfluss auf die Stickstoffbilanz. An das Fasten adaptierte Personen haben eine positive Stickstoffbilanz.

Die Fettakkumulation wird auch von einer Erhöhung des Anteils an fettfreier Körpermasse begleitet. Die Gewichtszunahme besteht somit zu 65–70 % aus Fett und zu 25 % aus Fettfreier Masse.

Unklar ist die Interpretation der nicht beobachteten Änderung der Körperzusammensetzung bei längerem Diätverlauf. Wissenschaftlich nicht bestätigt ist auch die Frage, ob der Proteinverlust primär in den Organen stattfindet, und ob dieser durch die zusätzliche Proteinzufuhr ausgeglichen werden kann.

Da VLCDs nicht nur unter ärztlicher Kontrolle, sondern auch und sogar zum Großteil in „Eigentherapie" Einsatz findet, ergibt sich auch in der Anwendergruppe ein Anteil von minderübergewichtigen Personen; und bei diesen ist auch das Risiko einer erhöhten Stickstoffimbalanz gegeben.

- **Kohlenhydratzufuhr – Ketose**

Der Kohlenhydratanteil der Formuladiäten war lange in Diskussion. Es wurde der komplette Ausschluss gefordert, mit dem Ziel, den Insulinspiegel niedrig zu halten und starke Ketose (Ketone ersetzen Glukose für Gehirn und sparen hierbei Protein) zu erreichen.

Die Produkte heute haben 50–60 g Kohlenhydrate mit der Annahme, dass

- dies hohe Proteinsparung und geringen Elektrolytverlust
- milde Ketose
- Verhinderung von Hyperurikämie bedeutet.

Eine verminderte Kohlenhydrataufnahme während einer Gewichtsreduktion erhöht den Gebrauch von Fett, was zur erhöhten Produktion von Ketonsäuren und einer Acetourie mit begleitender Ausscheidung von Kationen und Wasser führt.

Der sinkende Insulinspiegel und der hohe Glucagonspiegel führen zum Glykogen-Breakdown, der Gluconeogenese aus Eiweiß mit Stickstoffverlusten, verminderter Na-Reabsorption und Elektrolytverlusten mit dem Urin. Diese Vorgänge erklären die Diurese und den raschen Gewichtsverlust in den ersten Wochen.

Daraus folgt, dass bei der Zugabe von genügend Kohlenhydraten mit dem Stimulationseffekt auf Insulin nicht nur direkter eiweißsparender Effekt, sondern auch eine Verlustminderung von Elektrolyten, Ca, Mg und Zn erreicht wird. Hierbei ist besonders die Bedeutung der Kalziumsicherung bei der Frau und eine Beeinträchtigung der Proteinsynthese bei Zinkmangel zu bedenken.

Der Einfluss der Ketose auf das Hungergefühl ist kontroversiell. Der subjektive Effekt wurde in Studien betrachtet und kein Zusammenhang zwischen Hunger und Ketose beschrieben.

Um längerfristig Erfolg zu erzielen, ist es notwendig, die Auswahl des Diätregimes personenbezogen durchzuführen. Die Möglichkeiten reichen vom Fasten bis zur moderaten hypokalorischen Diät (>1.200 kcal/d). Ist die Entscheidung nach ärztlicher Beurteilung des individuellen Risikoprofils auf die Verwendung einer Formuladiät gefallen, so ist es auch wichtig, bei der Festlegung eines Diätplanes das ausgewählte Produkt richtig einzubinden.

EU-Richtlinien

Formuladiäten müssen als Ernährungsersatz dem §14a der Diätverordnung und der entsprechenden EU-Richtlinie (96/8/EG) entsprechen. Extrem niedrigkalorische Diäten („very low calory diet"= VLCD) mit einem Energiegehalt von < 700 kcal/Tag entsprechen nicht mehr den auf der nächsten Seite genannten Anforderungen. Laut Gesetzestext der EU-Richtlinie (96/8/EG) sollte die ausschließliche Ernährung mit einer Formeldiät nicht länger als 3 Wochen ohne ärztlichen Rat erfolgen.

Brennwert	Tagesration: 800 – 1.200 kcal, pro Mahlzeit: 200 – 400 kcal
Eiweiß	25 – 50 % der Gesamtenergie, < 125 g, Aminosäurenanteil 80 % des Referenzproteins
Fett	30 % der Gesamtenergie, > 4,5 g Linolsäure
Ballaststoffe	10 – 30 g pro Tagesration
Vitamine und Mineralstoffe:	pro Tagesration:
Vitamin A	700 µg Retinol Äquivalent
Vitamin D	5 µg
Vitamin E	10 mg Tocopherol-Äquivalent
Vitamin C	45 mg
Thiamin	1,1 mg
Riboflavin	1,6 mg
Niacin	18 mg Nicotinsäureamid-Äquivalent
Vitamin B6	1,5 mg
Folate	200 µg
Vitamin B12	1,4 µg
Biotin	15 µg
Pantothensäure	3 mg
Calcium	700 mg
Phosphor	550 mg
Kalium	3.100 mg
Eisen	16 mg
Zink	9,5 mg
Kupfer	1,1 mg
Jod	130 µg
Selen	55 µg
Natrium	575 mg
Magnesium	150 mg
Mangan	1 mg

Fazit:

Um das Ziel der gewünschten Gewichtsreduktion und -erhaltung zu erreichen, ist eine Kombinationstherapie zu empfehlen. Eine adäquate Lebensmittelauswahl in qualitativer und quantitativer Hinsicht und die gleichzeitige Änderung von Verhaltensmustern kann nur in der Kombination von Mahlzeitenersatz durch Formuladiäten und einem definierten Kostplan sinnvoll erfolgen.

6. Ernährungstherapeutische Aspekte und Anwendungskonzepte in der Adipositastherapie

Die niederkalorischen Diäten

Niederkalorische Diäten, mit der Nulldiät als ultimative Form, waren in den 50–60er-Jahren die anerkannte Therapieform der Adipositas. Die metabolischen Folgen, wie eine negative Elektrolytbilanz, Ketonämie, negative N-Bilanz und negative Vitamin- und Spurenelementbilanz verliefen nicht selten mit fatalem Ausgang. Die Very Low Calorie Diet (Formuladiät) etablierte sich in der Folge als *„Departure from the usual methods in treating obesity"*. Die schon 1929 von Evans F & Stang J erstmals in Pittsburgh publizierte Methode einer extrem niederkalorischen Diät mit adäquatem Anteil von Hauptnährstoffen brachte Mitte der 70er-Jahre Todesfälle durch den Einsatz minderwertiger Eiweißquellen (Kreitzmann S. und Howard A. 1993). Die heute EU-weit geregelte Zusammensetzung von Formuladiäten macht diese zu gut einsetzbaren Hilfsmitteln in medizinischer Observanz, v.a. zur kontrollierten raschen Gewichtsabnahme vor bevorstehenden Operationen.

Auch wenn die kalorienreduzierte Mischkost noch häufig als „Goldstandard" angesehen wird, haben neue Studien belegt, dass eine ausschließliche Fokusierung auf den Energiegehalt der Kost nicht nur zu einem Beibehalten ungünstiger Ernährungsverhaltensmuster führt, sondern in einer langanhaltenden Intervention vom Patienten nicht akzeptiert wird (French SA et al. 1999).

Kohlenhydratliberal: Kohlenhydrate sind gut, aber manche sind besser

Der hohe Eiweiß- und Fettgehalt in der Ernährung des Österreichers geht zu Lasten des Kohlenhydratanteils, der im optimalen Fall zwischen 55 und 60 % liegen sollte. Tatsächlich machen aber die Kohlenhydrate nur 45,9 ± 10 % (Gesamtkollektiv Frauen) bzw. 41,0 ± 9,6 % (Gesamtkollektiv Männer) der Energiezufuhr aus. Die Saccharoseaufnahme zeigt, dass vor allem bei Frauen ein hoher Verzehr an zuckerhaltigen Lebensmitteln besteht, da die Aufnahme mit durchschnittlich 11,6 Energieprozent oberhalb des tolerierbaren Wertes von 10 Energieprozent liegt. Die Saccharoseaufnahme der Männer hingegen überschreitet die tolerierbare Grenze kaum. Die mittlere Ballaststoffaufnahme liegt zwischen 17,7 ± 8,9 (Männer) und 17,8 ± 9 g/Tag (Frauen), wobei mindestens 30 g Ballaststoffe/Tag wünschenswert wären (Elmadfa I. 1998). Diese allgemein niedrige Zufuhr an Kohlenhydraten und Ballaststoffen wird nicht zuletzt durch die fehlende Sättigungswirkung für die Prävalenz von Übergewicht verantwortlich gemacht.

Ganz entscheidend ist aber die Auswahl der Kohlenhydrate. Kohlenhydratquellen mit einem hohen glykämischen Index verursachen erhöhte Blutspiegel an Glukose und Insulin postprandial, mit der Folge einer Senkung der Insulinsensitivität und einem erhöhten Herz-Kreislaufrisiko. Prospektive Studien konnten zeigen, dass eine Ernährung mit niedrigem glykämischen Index kontinuierlich die Serumtriglyzeride senkt ohne dabei das HDL-Cholesterin zu beeinflussen (Frost G. et al. 1999). Die Bedeutung des glykämischen Index wurde auch im FAO/WHO Report bestätigt (FAO/WHO. 1998).

Der glykämische Index (GI) von häufig verzehrten Lebensmitteln:

Backwaren	GI		GI
Backteig/Torten	65	Parboiled Reis	38
Croissant	67	Bulgur	46
Faschingskrapfen	76	Kartoffel mit Schale gekocht	47
Brot		Weizen	48
Roggenvollkornbrot	38	Buchweizen	49
Pumpernickel	41	Langkornreis	50
Bauernbrot	57	Popcorn	55
Pita-Brot, weiß	57	Basmati	58
Weißbrot	70	Vollkornreis	66
Baguette	110	Hirse	71
Getreide		Pommes frites	75
Vollkornmüsli (ohne Zuckerzusatz)	43	Chips	81
Wheetabix	74	Kartoffelpüree	88
Cornflakes	77	Instantreis	91
Puffreis	82	**Hülsenfrüchte**	
Gerste	22	Sojabohnen	20
Roggen	29	Kidneybohnen	23
Nudeln	32	Fortsetzung nächste Seite	

	GI		GI
Linsen	28	Orange	39
(Kicher)erbsen	31	Apfelsaft	40
Milchprodukte		Weintrauben	43
fettarmes Jogurt mit Süßstoff	20	Banane	46
fettarme Milch	37	Grapefruitsaft	48
fettarmes Joghurt (mit Zuckerzusatz)	40	Kiwi	52
Cremeeis	68	Pfirsich in der Dose	52
Obst und Obstprodukte		überreife Banane	60
Kirschen	22	Mango	60
Pflaumen	24	Orangensaft	60
Grapefruit	25	Marillen in der Dose	64
Pfirsich	28	Honigmelone	65
getrocknete Marillen	31	Ananas	66
Birne	33	Rosinen	75
Apfel	36	Wassermelone	85

Der längerfristig vermehrte Austausch von Lebensmitteln mit hohem gegen Lebensmitteln mit niedrigem glykämischen Index unterstützt die Vermeidung von Übergewicht. Durch die geringere Insulinantwort ist auch eine raschere Sättigung zu beobachten (Roberts S. 2000).

Im allgemeinen sind Lebensmittel mit einem hohen glykämischen Index jene mit einem hohen Kohlenhydratanteil und Lebensmittel, die leicht verdaulich sind. Weitere Faktoren, die den GI bedingen: Anteil an raffinierten Kohlenhydraten (da Fett und Protein einen minimalen Effekt auf den Blutglukosespiegel haben verglichen mit Kohlenhydraten); hoher Anteil von Glukose und/oder Stärke relativ zu Laktose, Sacharose und Fruktose-Anteil (da diese Zucker weniger Glukose ergeben), niedriger Anteil an löslichen Ballaststoffen (da diese ein Gel im Magen bilden, das zu einer verzögerten Magenentleerung und Verdauungsrate führt); und letztlich intensiv bearbeitete, zerkochte Lebensmittel.

Fettreduzierte/kontrollierte Ernährung
Fett hat einen geringeren Sättigungswert als Kohlenhydrate und Eiweiß und führt somit durch die hohe Energiedichte zur sogenannten „passive Overconsumption", das heißt einer unbewussten Aufnahme von Energie im Übermaß. (Blundell JE . 1997)

Eine verminderte Fettzufuhr führt zu einer besseren Sättigung und einer gleichzeitig verringerten Energiezufuhr. Für die Durchführbarkeit einer Ernährungsintervention ist vor allem entscheidend, Vorgaben nicht „zielbezogen" (50 g Fett/Tag), sondern „handlungsbezogen" (Beispiele für fettarme Lebensmittel/Alternativen) für den Patienten zu erarbeiten.

Der Gesamtfettanteil unserer Nahrung ist ein bekannter Prädiktor für die Entstehung von Übergewicht. Darüberhinaus sollte hier aber auch ähnlich wie bei den Kohlenhydratquellen auf die Qualität der Fette geachtet werden. Es sind vor allem die gesättigten Fettsäuren von tierischen Nahrungsmitteln, die unter anderem mit Insulinresistenz in Verbindung stehen. Im Gegensatz zu den Empfehlungen einer erhöhten Zufuhr von einfachungesättigten Fettsäuren (z.B. in Form von Olivenöl) kann dies ohne Berücksichtigung einer adäquaten Austauschbilanz mit anderen Fetten zu Übergewicht führen.

Bei den mehrfachungesättigten Fettsäuren ist ganz entscheidend, den Anteil von Omega-3-Fettsäuren zu erhöhen, das heißt, 2 mal/Woche eine Fischmahlzeit einzuplanen (Storlien LH et al. 2000). Interessante Ergebnisse brachte die Oslo Diet and Exercise Study, die eine signifikante Verbesserung der Insulinresistenz bei erhöhtem Fischkonsum und Bewegung zeigen konnte (Torjessen PA et al. 1997).

Der Einsatz von MCTs (mittelkettige Triglyzeride) in der Gewichtsreduktion kam durch die Reihe an positiven Einflussnahmen wie einer niedrigeren Energiedichte, höherer Sättigung, rascherer intrahepatischer Verfügbarkeit und schlechtem Einbau in das Fettgewebe. Im Gegensatz dazu wurden aber auch weniger günstige Wirkmechanismen aufgezeigt, wie zum Beispiel eine Steigerung der Insulinsekretion und anabolische Prozesse, eine erhöhte de Novo-Synthese von Fettsäuren und erhöhter Triglyzeridspiegel. Ein möglicher Ausgleich dieser gegensätzlichen Einflussfaktoren wird durch die Beachtung der Energiezufuhr, Zusammensetzung der Lebensmittel, dem MCT/LCT und der Dauer der Therapie beeinflusst. Aufgrund des zur Gewichtsreduktion hohen notwendigen Energieanteil an MCTs (50%) ist eine Langzeittherapie schwer möglich (Bach AC et al. 1996).

Der circadiane Rhythmus und die Mahlzeiten

Neben der täglichen Summenzufuhr an unterschiedlichen Nährstoffen scheint auch die Mahlzeitenabfolge eine entscheidende Rolle in der Einflussnahme auf die Fettspeicherung in unserem Organismus zu haben. Den ersten Ergebnissen zur dokumentiert gesenkten Fettoxidation während der Nacht bei übergewichtigen Patienten folgten weitere Versuchsreihen. Bei Verabreichung einer definierten Ernährung an zwei Gruppen mit dem einzigen Unterschied in der Uhrzeit der letzten Mahlzeit, nämlich einmal vor und einmal nach 17.00 Uhr. Allein durch diese Nahrungskarenz nach 17.00 Uhr konnte eine signifikante Gewichtsreduktion erreicht werden. (Danguir J. & Elati J. 1998)

Entscheidend scheint das Einhalten einer möglichst langen Fastenphase im 24-Stunden-Rhythmus zu sein. Dies zeigt eine Reihe von Untersuchungen während des Ramadan-Fastens. Neben einer Verbesserung der Fettoxidation und einiger metabolischer Parameter wird durch diese Nahrungskarenz die Fetteinlagerung vermindert. (Elati et al. 1995) Nicht unerheblich scheint auch der „second-meal effect" zu sein, der einen Einfluss der Glukose/Insulin-Antwort einer Mahlzeit auf die folgende beschreibt. (Wolever T et al. 1988)

Welche Rolle spielt Alkohol bei Adipositas?

Wahrscheinlich hat hoher Alkoholkonsum (von > 25 g/Tag) eine negative Wirkung auf die Energiebilanz. Bei regelmäßigem Alkoholkonsum, welcher 20–25 % der gesamten Kalorien übersteigt und nicht durch vermehrte Zufuhr anderer Makronährstoffe kompensiert wird, kommt es zu einer Gewichtsabnahme. Bei moderatem Alkoholkonsum wird der Effekt des Alkohols auf die Energiebilanz durch den Ernährungszustand der Probanden, das Geschlecht und die Gesamtenergie- bzw. Fettzufuhr beeinflusst. Bei Übergewichtigen mit fettreicher Ernährung führt moderater Alkoholkonsum zu einer positiven Energiebilanz und Gewichtszunahme.

Mögliche Erklärungen für den negativen Einfluss des Alkohols auf die Energiebilanz:
- eine gestörte Digestion und/oder Resorption anderer Makronährstoffe

- ein erhöhter Energiebedarf (-verbrauch)
- ein gestörter Substratstoffwechsel und
- eine Störung der Appetitregulation

Es gibt bisher noch keinen Hinweis darauf, dass ein moderater Alkoholkonsum die Digestion und/oder Resorption anderer Nährstoffe beeinträchtigt. Allerdings beeinflusst Alkohol bei hohen Zufuhrraten (einer Alkoholmenge > 40–60 % der Energiezufuhr) die Resorption verschiedener Nährstoffe, wie z.B. Kohlenhydrate, Fette, Folsäure, Vitamin B12. (Müller MJ. 1999)

Der Zusammenhang zwischen Herzkrankheit und Konsum von Alkohol beschreibt sich in der U- oder J-Kurve mit Alkohol auf der x-Achse und der Inzidenz von koronarer Herzkrankheit auf der y-Achse. Im Unterschied zur Wirkung von Gewichtsreduktion und Sport steigert der Alkohol hauptsächlich HDL3, dessen Bedeutung für ein vermindertes KHK-Risiko weniger deutlich und noch kontrovers ist. Siler und Mitarbeiter haben in ihrer Untersuchung den postprandialen Effekt von Alkohol auf die Senkung der Fettoxidation (von 73 %) in beeindruckender Form gezeigt (Siler SQ et al. 1999).

Damit ergibt sich eine weitere Bestätigung eines weitgehenden Alkoholverzichtes bei Übergewichtigen, da Alkohol den Fettanteil des Körpers vermehren lässt.

Die Bedeutung der Mikronährstoffe in der Gewichtsreduktion
Bei Übergewichtigen besteht sehr häufig initial ein subklinischer Mangel an Vitaminen und Mineralien, der durch das häufige Durchführen von Diäten noch verstärkt werden kann. (Shah M et al. 1996)

Eine Vitaminsupplementierung während der Gewichtsreduktion hat positiven Effekt auf den Homozysteinmetabolismus. (Henning BF et al. 1998)

Eine fettreduzierte Ernährung führt zu erniedrigtem Alpha-Tocopherol-Spiegel und stimuliert die LDL-Oxidation und Eicosanoid Biosynthese. (Adam O et al. 1995)

Die je nach Grad der Adipositas gewählte Therapieform verlangt nach einer individuell abgestimmten Ernährungsintervention. Da der Erfolg ganz entscheidend durch die Compliance des Patienten bestimmt wird, ist neben ernährungsmedizinischen Aspekten auch die Durchführbarkeit über einen längeren Zeitraum, oder besser, eine Akzeptanz als neue Lebensform, anzustreben. Hier sind es fettkontrollierte Ernährung und bewusste Steigerung der täglichen körperlichen Aktivität, die eine längerfristige Compliance ergeben. Das Übergewicht bedarf auch, wie es bei den Begleiterkrankungen wie Diabetes, Hypertonie, Fettstoffwechselstörungen schon lange als etabliert gilt, einer chronischen, lebenslangen Behandlung.

Viele interessante Forschungsprojekte der kommenden Jahre lassen auf weitere Möglichkeiten in der Ernährungstherapie von Übergewicht hoffen: der circadiane Rhythmus und Fettoxidation, das sinnvolle Trennen von Kohlenhydraten und Fett, die Bedeutung der n-3 Fettsäuren und die Bedeutung von Spurenelementen, wie das Chrom. (Ravina et al. 1999)

Die Manifestation der Adipositas ergibt sich, basierend auf genetischen Voraussetzungen, als Folge einer komplexen Fehlernährung, die neben einer energetischen Inbalance auch ein Ungleichgewicht in der Zufuhr von Hauptnähr- und Funktionsstoffen einschließt. Die Ernährungsumstellung in der Behandlung des übergewichtigen Patienten stellt somit im Spannungsfeld physiologischer, sensorischer, emotionaler und soziokultureller Wirkmechanismen eine große Herausforderung in der Entwicklung moderner Behandlungsstrategien dar.

7. Instrumente

a) Die Ernährungsanamnese
4-Tages-Ernährungsprotokoll: zur Schärfung von individuellem Ernährungsdenken und -verhalten mit der Möglichkeit einer zentralen Quantifizierung (Cave: „underreporting").
Food-Frequency als Kontroll- und Lerninstrument: gute Hinweise für die qualitative Nahrungsaufnahme.

ERNÄHRUNGSPROTOKOLL

Name: _____

Geburtsdatum: _____

Erhebungstag: _____

Wohlbefinden des heutigen Tages: (bitte ankreuzen)

☺ ☺ ☹

Mahlzeit	Nahrungsmittel (Essen & Trinken)	Portion Menge	Zubereitung	Anmerkungen: (Stress, Problem Situation, Erbrechen, Durchfall)
Frühstück	Wann: Wo:			
Zwischenmz:	Wann: Wo:			
Mittagessen:	Wann: Wo:			

© Dr. Sandra Wallner, Med. Univ. Klinik Graz – Adipositas Forschung

Information zu den Angaben bei der Erstellung eines Ernährungsprotokolls

Bitte beachten Sie folgende Punkte beim Aufschreiben verzehrter Nahrungsmittel aus verschiedenen Lebensmittelgruppen:

Milchprodukte
- Nennen Sie Markennamen der konsumierten Käse-, Joghurt-, Milchgetränkesorten
- % Fettgehalt von Milch oder Joghurt
- ist das Joghurt mit oder ohne Früchte oder andere Zusätze?
- aus Milch oder Milchpulver

Dessert

Ist das Dessert ...
- hausgemacht oder ein Fertigprodukt (z.B. Pudding)
- mit Eiern zubereitet
- mit Schlagobers (-Haube)
- gefroren
- fettreduziert
- zuckerfrei

Obst
- gezuckert oder ungezuckert
- frisch, in Konserve oder gefroren
- mit oder ohne Schale

Gemüse
- wurde es mit Fett oder Sauce verzehrt?
- roh oder gegart
- frisch, gefroren oder in Konserve

Salate
- Angabe der Zutaten (z.B. Blattsalat, Paprika, Bohnen, Tomaten, Käse)
- Art des Dressings (z.B. Joghurt-, Essig-Öl-, Mayonnaisedressing)

Brot, Gebäck
- Gebäcksart angeben (Weißgebäck, Vollkorngebäck, Schrotweckerl)
- Art des Belages in g oder Löffelmaßen angeben (z.B. Margarine, Marmelade, Topfen)
- Portions- oder Gewichtsangabe des Gebäcks in g, dag, Dicke der Scheibe oder Größe in cm

Suppen
- mit Suppenfleisch oder Suppenwürze zubereitet?
- mit Milch, Wasser oder Schlagobers zubereitet?
- salzarm oder regulär
- klar oder gebunden
- oder Verwendung von Fertigsuppen (Knorr, Maggi)

Fleisch
- gebraten, gegrillt, gegart oder paniert
- wurde sichtbares Fett entfernt?
- Fleischsorte (Rind, Schwein, Kalb, Lamm, Wild, Geflügel)

Fisch
- gebacken, frittiert oder gedünstet
- Art des zugegebenen Fettes
- frisch oder in Konserve
- Öl- oder Salzwasserkonserve

Fastfood, Schnellimbiss
- Angabe des Fastfood's: z.B. Hamburger, Frittiertes, Frankfurter, Hot Dogs
- Extraauflage wie Ketchup, Senf, Mayonnaise

Fette, Margarine, Mayonnaise
- Fettreduziert oder Diätprodukte (z.B. Becel, Lätta, Minarine, ...)
- %-Angabe des Produktes (z.B. Mayonnaise)
- Markenname des Produktes

Zucker und Süßigkeiten
- Markenname und Portionsgröße
- Packungsgewicht von Süßigkeit (Bonbons, Zuckerl, etc. ...)
- kalorienreduziert oder regulär
- bei unterschiedlichen Portionsgrößen in einer Packung, bitte Keks etc. abwiegen!
- bei hausgemachtem Gebäck oder Keksen: wenn es kein Standardrezept ist, bitte um Angabe der Besonderheiten

Portionsangaben
- wenn kein Lineal oder Maßband vorhanden, verwenden Sie Ihre Hände-Innenhandfläche, Zeigefinger-Daumen-Spanne (Lebensmittel in die Hand nehmen!)
- Messen Sie Flüssigkeiten und Lebensmittel von kleiner Stückgröße in Messbechern!
- Messen Sie kleine Mengen an Flüssigkeiten und kleine Lebensmittelgrößen mit Maßlöffeln.
- Wenn Sie Tassen oder Löffel zum Messen verwenden, dann immer nur gestrichen voll machen.

b) Die Ernährungspyramide

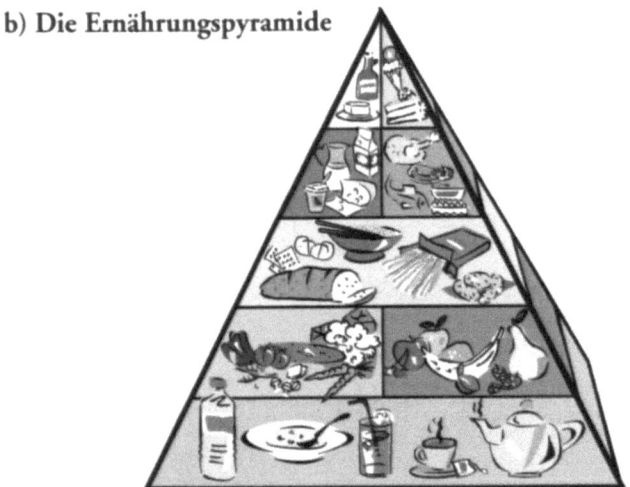

Die Ernährungspyramide nach quantitativer Nahrungsaufnahme mit Einschluss der Flüssigkeitszufuhr dient als anschaulicher Leitfaden einer nährstoffbilanzierten Ernährungstherapie.

Suppen und Getränke

Mindestens 1,5 Liter Flüssigkeit pro Tag trinken, ungezuckerte und alkoholfreie Getränke bevorzugen.

Suppen

bevorzugen	meiden
klare Suppen mit Nudel- und Gemüseeinlagen	gebundene Suppen, Dosen- oder Packerlsuppen

Getränke

bevorzugen	meiden
Mineralwasser, Tee, Light-Limonaden, verdünnte Fruchtsäfte	gezuckerte Limonaden, Fruchtsäfte pur, alkoholische Getränke

Gemüse

Pro Tag 2–3 Portionen Gemüse, davon zumindest einmal roh in Form von Salat (1 Portion = 100 g rohes oder 150–200 g gekochtes Gemüse, 50 g Blatt- oder 100 g Mischsalat).

bevorzugen	meiden
jegliche Sorten frisch oder tiefgekühlt, roh oder gekocht als Salat oder englisches Gemüse	Avocados, eingebranntes oder gebackenes Gemüse, fette Gemüsefertiggerichte

Früchte

Pro Tag 2–3 Portionen Früchte, möglichst roh verzehrt (1 Portion = 1 Apfel, 1 Banane, 3 Zwetschken, Dessertschüssel Beeren)

bevorzugen	meiden
alle Sorten frisch oder tiefgekühlt	getrocknete oder kandierte Früchte, gezuckerte Obstkonserven

Getreideprodukte und Kartoffel

Pro Tag mindestens 3 Portionen stärkehältige Beilagen wie Brot, Kartoffeln, Reis, Getreide oder Teigwaren konsumieren, dabei Vollkornprodukte bevorzugen. Die Portionengröße richtet sich nach dem Ausmaß der körperlichen Aktivität.

bevorzugen	meiden
Vollkornbrot, Schwarzbrot, Knäckebrot, (Vollkorn)weckerl ohne Zusätze (Nüsse, Sonnenblumenkerne, Speck, Rosinen …)	Weißbrot, Toastbrot, Knabbergebäck
Teigwaren, Reis, Polenta, Hirse, Buchweizen	
Kartoffeln gekocht, Püree	Pommes Frites, Chips, in Fett ausgebackene Kartoffel- und Getreidespeisen
Müsli ohne Zucker, Cornflakes	gezuckertes Frühstücksgetreide

Fleisch, Fisch, Eier und Hülsenfrüchte

2–4 Mal pro Woche eine Portion Fleisch essen (1 Portion = 80–120 g); mehr ist unnötig, weniger ist problemlos. Maximal einmal pro Woche

Fleisch

bevorzugen	meiden
magere Fleischsorten (sichtbares Fett entfernt)	fette, durchzogene Fleischsorten
Huhn ohne Haut	Innereien
gegrillt, gedünstet!	paniert, frittiert!
magere Wurstsorten: Krakauer, Schinkenwurst, Geflügelwurst, Rindersaftschinken, mageres Geselchtes	fette Wurstsorten
magere Fleischaufstriche	Würste (Brat-, Blut-, Buren-, Leber-, Weißwurst, Frankfurter, Knackwurst, Käsekrainer)
Fleisch in Aspik, fettarmer Wurstsalat	Mettwurst, Streichwurst

an Stelle von Fleisch Gepökeltes wie Schinken, Wurst oder Speck essen. Maximal einmal pro Monat Innereien wie Leber, Nieren, Kutteln essen (1 Portion = 80–120 g). Pro Woche 1–2 Portionen Fisch (1 Portion = 100–120 g), 1–2 sichtbare Eier (gekocht oder fettarm zubereitet) pro Woche essen. Hülsenfrüchte, Hülsenfruchtprodukte: pro Woche 1–2 Portionen Linsen, Kichererbsen, Bohnen, Tofu etc. konsumieren (1 Portion = 40–60 g, Trockengewicht).

Fisch

bevorzugen	meiden
Forelle, Dorsch (Kabeljau), Scholle, Hecht, Zander, Seelachs, Seezunge, Steinbutt, Meeresfrüchte	Ölsardinen, Fischkonserven in Öl
gegrillt, gedünstet	paniert
Fisch in Gelee, Fischkonserven ohne Öl	

Milch und Milchprodukte

Pro Tag 2–3 Portionen Milchprodukte verzehren (1 Portion = 2 dl Milch oder 1 Becher Joghurt oder 30 g Hartkäse oder Weichkäse).

bevorzugen	meiden
Magermilch, Buttermilch, Joghurt 1 %	Sauerrahm, Creme Fraiche, Schlagobers, Kaffeeobers, Fertigkakao
Topfen bis 10 % F.i.T., Cottagecheese	Topfen über 10 % F.i.T.
Käse bis 35 % F.i.T.: Quargel, Tilsiter, Bierkäse, Berggraf, Käse Holländer Art, Minella, Kochkäse, Eckerlkäse	Käse über 35 % F.i.T.

Fette und Öle

Pro Tag ein Esslöffel Salatöl (Sonnenblumenöl, Distelöl, Maiskeimöl, Olivenöl oder Rapsöl). Pro Tag höchstens ein Esslöffel Bratfett (Erdnussöl oder Olivenöl). Pro Tag maximal 10 g Streichfett (Butter, Margarine).

Süßigkeiten

Mit Bedacht und maßvoll genießen – viele Süßigkeiten enthalten verstecktes Fett. Höchstens einmal täglich eine kleine Süßigkeit (1 Rippe Schokolade, 1 Praline).

8. Fragen und Antworten

„Wenn ich zwei Tage nichts esse, nehme ich 4 kg ab."
Der schnelle Gewichtsverlust in den ersten Tagen einer Diät kommt hauptsächlich durch einen Abbau der Kohlenhydratreserven und einen Verlust des darin gespeicherten Wassers zustande und nicht durch Abbau von Fett. Tatsächlich werden dabei nur etwa 15 dag Fett verbrannt!

Solche Feststellungen hört man bei Diskussionen ums Abnehmen immer wieder und manche Betroffene glauben, wenn Sie dann 4 oder 6 Tage nichts essen, könnten sie entsprechend mehr abnehmen. Dass dies ein Trugschluss ist, weiß jeder, der es tatsächlich ausprobiert hat.

„Mein Bekannter braucht sich kaum einzuschränken und schon nimmt er ab. Ich esse viel weniger und habe trotzdem fast keinen Erfolg."
Grundsätzlich wird die individuelle Möglichkeit abzunehmen von vielen Faktoren beeinflusst und zum Teil durch unsere Gene festgelegt.

Als Faustregeln gelten: Männer nehmen leichter ab als Frauen, jüngere Menschen leichter als ältere und je übergewichtiger, umso leichter nimmt man ab.

Warum geht das Abnehmen zunehmend langsamer?
Die starke Gewichtsabnahme in den ersten Tagen ist bei jeder Schlankheitskur auf einen hohen Wasserverlust zurückzuführen. In dieser Zeit wird noch kein Fettdepot angegriffen – diese harte Arbeit beginnt erst viel später. Außerdem arbeitet der Körper – wenn weniger gegessen wird – auf Sparflamme. Das heißt, der Energieverbrauch sinkt.

Warum ist mir beim Abnehmen kalt?
Der Körper schaltet in dieser „Notsituation" auf Sparflamme. Das heißt, er stellt weniger Energie für die Wärmebildung zur Verfügung. Regelmäßige Bewegung könnte Abhilfe schaffen.

Was ist, wenn ich eingeladen oder selbst Gastgeber bin?
* Sparen Sie in den Tagen vorher und nachher Kalorien ein.
* Wählen Sie beim Festessen oder Buffet mehr Gemüse oder Salate, die Ihnen weniger kalorienreich erscheinen, als Fleisch und Aufschnitt.
* Sagen Sie zwischendurch mal sich und anderen „Nein, danke, im Augenblick nicht."
* Essen und trinken Sie langsam.
* Trinken Sie Alkohol nur in kleinen Mengen, Wein lässt sich gut mit Wasser mischen.

III. Sportliche Aktivitäten

1. Einleitung

Eine Senkung des Körpergewichtes kann abgesehen von medikamentösen Maßnahmen prinzipiell durch Diät und vermehrte körperliche Aktivität erreicht werden. Um ein Kilogramm Fett abzubauen, müssen dabei ca. 7.300 kcal. verbraucht werden.
Drosselt man lediglich die Kalorienzufuhr, so wird die Gewichtsreduktion bei gleichbleibender Diät mit der Zeit immer geringer. Die Ursache liegt in einem zunehmend erniedrigten Grundumsatz, der Organismus schaltet auf Sparflamme. Dies stellt eine energieerhaltende Stoffwechseladaptation auf die verminderte Kalorienzufuhr dar. Einige Untersuchungsergebnisse weisen darauf hin, dass Sport diesem Absinken des Grundumsatzes entgegen wirkt. So berichten Donahue et al., dass eine kalorienreduzierte Diät bei 12 adipösen Frauen zwar den relativen Grundumsatz (bezogen auf das Körpergewicht) um 4,4 % verminderte, dass der Grundumsatz nach einem 8-wöchigen Ausdauertraining jedoch wieder um 5 %, bezogen auf das reduzierte

Grundumsatzniveau, angestiegen ist. Daraus folgt, dass die durch eine reduzierte Kalorienzufuhr erniedrigte Grundumsatzrate durch körperliche Aktivität erhöht werden kann.

Obwohl in den USA zwischen 1977 und 1988 der Fettgehalt in der Nahrung von 41 % auf 37 % und die tägliche Kalorienzufuhr um 3 % (Frauen) bzw. 6 % (Männer) gesunken ist, hat die Zahl adipöser Erwachsener zugenommen.

Dies ist trotz reduzierter Kalorienaufnahme auf eine inadäquat verminderte körperliche Aktivität zurückzuführen. Daraus ist abzuleiten, dass diätetische Maßnahmen allein, auch wenn sie prinzipiell erfolgreich sind, nur dann zur Gewichtsreduktion führen, wenn in der Population die körperliche Aktivität zumindest gleichbleibt. Dazu kommt noch die inverse Korrelation zwischen körperlicher Aktivität und Adipositas, d.h., dass Übergewichtige per se zu körperlicher Inaktivität neigen. Die in Relation zur körperlichen Aktivität vermehrte Nahrungsaufnahme und der reduzierte Energieverbrauch fördern die Fettleibigkeit. Zusätzlich sind Übergewichtige vermindert belastbar, was ihre Inaktivität erhöht und mit Muskelschwund einhergeht (Abb.). Dies lässt sich auch dadurch erklären, dass Übergewichtige gegenüber Normalgewichtigen vermehrt orthopädische Probleme, insbesonders im Bereich der Kniegelenke aufweisen (Abb.). Daraus folgt, dass bei Übergewicht und mäßiger Adipositas sinnvollerweise vermehrte Körperarbeit vorrangig zur Gewichtsreduktion eingesetzt wird, während bei Patienten mit Adipositas permagna auf diätinduzierte Gewichtsreduktionen besonderes Augenmerk gelegt werden sollte.

Beziehung zwischen Übergewicht und körperlicher Inaktivität.

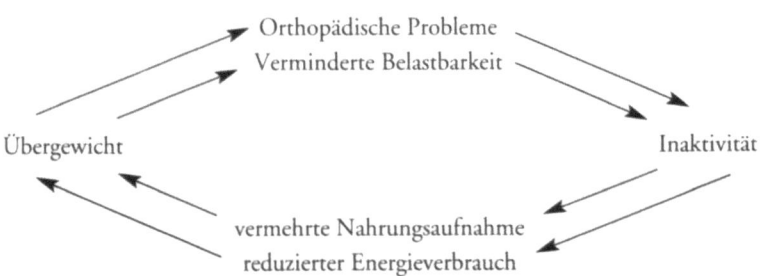

2. Ziele sportlicher Aktivitäten bei Übergewichtigen

Wie eingangs erklärt, neigen Übergewichtige und Adipöse durch Inaktivitätsatrophie zum Muskelschwund, der wiederum die Bewegungsarmut und damit eine Gewichtszunahme begünstigt (Abb. Seite 108). Wesentlich ist daher neben einer Gewichtsreduktion ein sinnvoller Aufbau der atrophierten Skelettmuskulatur durch Krafttraining. Zudem schützt die Verbesserung der Muskelkraft den bei Adipösen in vielen Fällen in Mitleidenschaft gezogenen Stützapparat.

Die Zunahme der Skelettmuskulatur führt zu einer Erhöhung der fettfreien Körpermasse und somit zu einem Anstieg des Grundumsatzes mit Erhöhung des Kalorienverbrauches. Gewichtsreduktionen durch alleiniges Krafttraining sind bei Adipösen bei Trainingsbeginn oftmals nur gering, da „leichtes" Fettgewebe zwar abgebaut, aber durch „schwere" Muskulatur ersetzt wird. Dies ändert sich mit Zunahme der Trainingsdauer, der Gewichtsverlust wird ausgeprägter.

Eine andere Möglichkeit der sportinduzierten Gewichtsabnahme besteht in der Durchführung von extensiven Ausdauerbelastungen (= aerobe Energiebereitstellung), bei denen von Beginn an die Fettsäureverbrennung zur Energiebereitstellung im Vordergrund steht (= Fettstoffwechseltraining), da insbesondere extensives Ausdauertraining zum relativ raschen Abbau von Fettgewebe und damit zu Gewichtsreduktion und auch zu den gewünschten Abnahmen eventuell vorhandener cardiovaskulärer Risikofaktoren führt, was durch Krafttraining nicht gelingt. Wichtig erscheint in diesem Zusammenhang auch die Tatsache, dass durch ein entsprechendes Ausdauertraining die Lipolyse und damit die Fettsäureverbrennung während einer Ausdauerbelastung gegenüber dem aeroben Glyogenabbau erhöht wird. Dies beeinflusst die Gewichtsabnahme und cardiovaskuläre Risikofaktoren zusätzlich positiv.

3. Aufwärmen und Dehnen

Vor jeder sportlichen Aktivität sollte, um Kreislauf und Stoffwechsel in Schwung zu bringen, und um Verletzungen vorzubeugen, 5–10 Minuten aufgewärmt (= „warming-up") und gedehnt werden (= „stretching"). Auch nach dem Training sollten ähnlich wie beim Aufwärmen, aber nur halb so lang, die Übungen durchgeführt werden, um die Belastung auszuschleichen (= „cooling down"), da ein plötzlicher Belastungsabbruch insbesondere bei untrainierten Personen mitunter durch den raschen Puls- und Blutdruckabfall nach Belastungsende zu Schwindelanfällen und Unwohlsein führen kann. Am Ende des „cooling down" sollte auch noch gedehnt werden. Das beugt Muskelschmerzen („Muskelkater") am nächsten Tag vor und verhindert eine Verkürzung des trainierten Muskels, wodurch dessen Geschmeidigkeit erhalten bleibt.

4. Grundprinzipien von Kraft- und Ausdauertraining

Spricht man von körperlicher Aktivität, so sind in diesem Zusammenhang zum besseren Verständnis der folgenden Abschnitte vorweg einige Begriffe zu erläutern: Training ist definiert als regelmäßige körperliche Belastung, die in der Lage ist organische Wachstumsprozesse auszulösen, zum Zweck der Erhaltung oder Verbesserung der funktionellen Kapazität von Organen, Organsystemen und Stoffwechselprozessen. Dies findet in fassbaren Veränderungen von Morphologie und/oder Funktion dieser Organsysteme seinen Niederschlag. Training kann daher zur Verbesserung der allgemeinen körperlichen Leistungsfähigkeit genutzt werden und/oder zur Behandlung von gestörten Organ- oder Stoffwechselfunktionen und muss von anderen Möglichkeiten, die körperliche Leistungsfähigkeit zu verbessern, wie dem Üben, unterschieden werden. Üben besteht ebenfalls aus regelmäßiger körperlicher Belastung, eine Leistungsverbesserung beruht aber nur auf einer Optimierung der neuromuskulären Koordination, d.h. es werden lediglich Bewegungsabläufe erlernt bzw. optimiert. Aus eben Gesagtem ist abzuleiten, dass Üben, insbesonders für hochgradig Adipöse, bei Aufnahme sportlicher Aktivitäten zur Optimierung von Bewegungsabläufen sinnvoll sein kann, dass aber letztendlich nur Kraft- bzw. Ausdauertraining den gewünschten Erfolg hinsichtlich einer Reduktion des Körpergewichts nach sich zieht.

Um optimale Trainingseffekte mit Übergewichtigen zu erzielen, ist es, wie bei jeder anderen seriösen medizinischen Therapie notwendig, die Dosis quantitativ exakt anzugeben. Nur damit ist auch die Erstellung einer Dosis-Wirkungs-Beziehung möglich, wodurch die Therapie berechenbar wird. Training kann durch die Angabe von drei Parametern exakt definiert werden, nämlich der Intensität, der Dauer und der Häufigkeit einer Belastung.

In diesem Zusammenhang soll auch noch auf den Unterschied zwischen Leistungsfähigkeit und Belastbarkeit hingewiesen werden. Roskamm definiert Leistungsfähigkeit im Sinne der maximalen Leistungsfähigkeit als die körperliche Bruttoleistungsfähigkeit für eine Leistungsdauer im Größenbereich von Minuten, dagegen Belastbarkeit als die ohne Gefährdung zumutbare körperliche Belastung über Stunden (= Ausdauerleistungsfähigkeit). Insbesondere letztere sollte beim Adipösen durch Ausdauertraining verbessert werden (siehe vorne).

a) Grundprinzipien des Krafttrainings
Muskelkontraktionen produzieren Kraft. Nach dem Ausmaß und der Zeitdauer der Kraft ist zwischen Maximalkraft, Schnellkraft und Kraftausdauer zu unterscheiden. Entsprechend den muskulären Kontraktionsformen differenziert man zwischen statischer bzw. isometrischer Kraft (Haltekraft: die Muskellänge bleibt konstant), dynamischer bzw. isotonischer Kraft (überwindende Kraft: die Muskellänge wird verkürzt) und einer Kombination von statischer und dynamischer Kraft, der auxotonen Kontraktion, die die häufigste Kontraktionsform beim Krafttraining darstellt.

Ziel eines Krafttrainings bei Übergewichtigen ist eine Verbesserung der Maximalkraft und der Kraftausdauer, weniger der Schnellkraft, mit Optimierung der auxotonischen Muskelkontraktion, da verschiedene Muskelgruppen allein durch das Übergewicht schon beim Stehen (= statische Kraft) und auch bei längerem Gehen (= vorwiegend dynamische Kraft und Kraftausdauer) größere Beanspruchung und eventuell Überlastungen (= zu geringe Maximalkraft) erfahren als bei Normalgewichtigen.

Das Krafttraining kann nach verschiedenen Methoden durchgeführt werden, wobei grundsätzlich zwischen dynamischem und statischem Krafttraining zu unterscheiden ist. Dynamisches Krafttraining heißt Training durch Bewegung, beim statischen Krafttraining wird Haltearbeit oder Widerstand geleistet.

Die gebräuchlichsten Methoden des dynamischen Krafttrainings sind :
- dynamisch schnelles Krafttraining:
Die einzelnen Wiederholungen werden mit hohem bis maximalem Krafteinsatz zügig bis explosiv ausgeführt (konzentrische Muskelarbeit)
- dynamisch langsames Krafttraining:
Die Bewegung ist langsam und gleichmäßig (dosierter Krafteinsatz). Dieses Krafttraining wird auch als isokinetisches Krafttraining bezeichnet (isokinetisch = gleichbewegend).
- dynamisch bremsendes Krafttraining:
Eine sehr hohe Last wird durch maximalen Krafteinsatz abgebremst (Negativmethode, exzentrische Muskelarbeit)

Beim statischen Krafttraining ist zu unterscheiden:
- statisches Krafttraining mit maximalem Widerstand:
Die statische Kraftentwicklung gegen einen normalen festen Widerstand ist geeignet zur Steigerung der statischen Maximalkraft
- statisches Krafttraining mit submaximalem Widerstand:
Diese Krafttrainingsmethode gegen einen submaximalen Widerstand ist sinnvoll zur Steigerung der statischen Kraftausdauer (20 – 40 s Haltearbeit)

Die gebräuchlichsten Krafttrainingsmittel sind das eigene Körpergewicht, Hanteln mit Zusatzgewichten, Kraftmaschinen, Übungen mit dem Partner und eventuell Übungen mit Hilfe eines Gummizuges. Die Unterschiede der einzelnen Krafttrainingsmethoden, ihr bevorzugter Wirkungsbereich, die Anzahl der notwendigen Wiederholungen um ein Optimum an Wirkung zu erzielen, und die Prozent der Maximalbelastung, mit denen gearbeitet werden soll, ist aus der Tabelle nebenan ersichtlich.

Zur Vermeidung und Behebung von Muskelatrophien, z.B. bei noch bettlägrigen Patienten, bei Übergewichtigen oder in der Rehabilitation, wird bevorzugt das statische Krafttraining angewandt, wobei insbesondere auf eine Erhöhung des Muskelquerschnittes (= Erhöhung der Maximalkraft!) und der Kraftausdauer, weniger der intramuskulären Koordination, Augenmerk gelegt werden sollte. Um im Rahmen eines statischen Krafttrainings eine Muskelhypertrophie zu induzieren, muss mit 70–90 % der maximal möglichen Belastung für 6–10 s gearbeitet werden. Um die Kraftausdauer zu optimieren, sollte die Belastungsintensität bei 30–50 % vom Maximum und die Zeitdauer zwischen 30 und 120 s liegen. 10–20 Wiederholungen pro Tag garantieren einen optimalen Erfolg. Eine weitere bevorzugte Methode, insbesondere zur Vergrößerung des Muskelquerschnittes, ist das dynamisch langsame Krafttraining, mit dem auch die Kraftausdauer verbessert werden kann (Tab.).

Krafttrainingsmethoden, Anwendungsbereiche, Wiederholungszahlen und Belastungsintensitäten (in % der Maximalbelastung)

Krafttrainings-methode	Anwendungs-bereiche	Wiederholungen	Belastung %
dynamisch schnell	Maximalkraft		
	- intramuskuläre Koordination	1–5	85–100
	- Muskelquerschnitt	6–12	70–85
	Schnellkraft	10–15	30–60
	Kraftausdauer	20–60	30–50
dynamisch langsam (isokinetisch)	Maximalkraft		
	- Muskelquerschnitt	8–12	50–70
	Kraftausdauer	10–12	30–50
dynamisch bremsend (Negativmethode)	Muskelkraft		
	- intramuskuläre Koordination	1–5	> 100
	Schnellkraft	6–10	60–90
statisch	Maximalkraft		
	- intramuskuläre Koordination	3–5 s	90–100
	- Muskelquerschnitt	6–10 s	70–90
	Kraftausdauer	30–120 s	30–50

Die **Vorteile** des statischen Krafttrainings sind darin zu suchen, dass jede einzelne Muskelgruppe gezielt und individuell trainiert werden kann, dass es wenig Zeit- und Mittelaufwand erfordert, und dass bestimmte Kontraktionsintensitäten gezielt über eine bestimmte

Zeitdauer aufrecht erhalten werden können. **Nachteile** des statischen Krafttrainings sind die Tatsache, dass der Kraftzuwachs nicht im Rahmen des Bewegungsvorganges unmittelbar erfolgt, womit eine koordinative Schulung bzw. die Möglichkeit von Einschleifungen eines dynamisch-motorischen Stereotyps entfallen.

Bei der sportlichen Aktivität von Übergewichtigen übertreffen die Vorteile eines statischen Krafttrainings bei weitem seine Nachteile, ein weiteres Positivum ist die Tatsache, dass bei Reduzierung des statischen Krafttrainings von 1x/Tag auf 1x pro Woche noch immer ein Trainingseffekt von etwa 40 % des maximal möglichen feststellbar ist, während ein einmaliges Training in 14-tägigem Abstand keinen Trainingserfolg mehr nachweisen lässt. Letzteres bedeutet nicht, dass der Trainingsreiz nicht wirksam geworden ist, sondern dass die erfolgte Kraftzunahme in der Zwischenzeit bereits wieder verloren gegangen ist.

Der geschlechtsspezifische Unterschied der relativen, also auf das Körpergewicht bezogenen Kraft zwischen Männern und Frauen, liegt bei 20 – 25 %. Verantwortlich für diesen Kraftunterschied ist in erster Linie der anabole Effekt des Testosterons. Die Steigerung der Kraft durch das Krafttraining ist aber bei Männern und Frauen prozentual ähnlich. Daher werden in einem Trainingsprogramm für Frauen die gleichen Übungen und Geräte gewählt wie bei Männern. Auch Umfang und Intensität der Übungen und Trainingseinheiten richten sich nach den gleichen Richtlinien.

Beeinflussend auf die Muskelkraft ist auch der Alterungsprozess, da die Abnahme der Muskelkraft parallel zur Abnahme der Testosteron-Östrogen-Produktion einhergeht. So konnte gezeigt werden, dass die absolute Kraft schon ab dem 30. Lebensjahr nachlässt. Auch die koordinativen Fähigkeiten nehmen mit zunehmendem Alter rasch ab, die Beweglichkeitsverminderung im speziellen des übergewichtigen alten Menschen stellt in Verbindung mit Abnützungserscheinungen der Gelenke und der Wirbelsäule (Abb.) einen weiteren Faktor bei der Auswahl von Kraftübungen dar. Ein Ziel des Krafttrainings im Alter ist es daher, den Kraftabbau zu verlangsamen bzw. zu bremsen. Im Prinzip gelten aber auch für ältere Menschen die in der Tabelle auf Seite 113 vorgestellten Trainingsrichtlinien.

b) Grundprinzipien des Ausdauertrainings

Damit eine Ausdauerbelastung trainingswirksam wird, muss eine Schwellenintensität von mindestens 50 % der maximalen Leistungsfähigkeit überschritten werden, wobei die Intensität der angewandten Belastung (in %) in Relation zur individuellen maximalen Leistungsfähigkeit zu setzen ist, die mit einem leistungsdiagnostischen Test (z.B. Fahrradergometrie im Sitzen) ermittelt wird. In diesem Zusammenhang sei darauf hingewiesen, dass bei über 40-jährigen Übergewichtigen, bei Bestehen von cardiovaskulären Risikofaktoren auch schon in jüngeren Jahren, vor Trainingsaufnahme zum Nachweis bzw. Ausschluss einer koronaren Herzkrankheit bzw. Belastungshypertonie eine diagnostische symptomlimitierte Ergometrie mit Belastungs-EKG und Blutdruckmessungen sowie eine Echocardiographie und Laboruntersuchungen durchgeführt werden sollten.

Die **Dauer** der Belastung ist die Zeit, in der auf den Organismus eine Belastung mit trainingswirksamer Intensität einwirkt, pro Ausdauertrainingseinheit sind dies mindestens 10 Minuten. Kürzere Belastungszeiten führen zu keiner relevanten Leistungsverbesserung. Die minimale **Häufigkeit** für eine Verbesserung der Ausdauerleistungsfähigkeit bzw. der maximalen Leistungsfähigkeit beträgt 2 Trainingseinheiten/Woche.

Die **Trainingsherzfrequenz** aufgrund der Ergometrie berechnet sich nach der Formel:

$HF_{Training} = HF_{Ruhe} + (HF_{max} - HF_{Ruhe}) \times 0{,}5$
(bei einer Leistungsfähigkeit < 70 % der Norm) bzw:

$HF_{Training} = HF_{Ruhe} + (HF_{max} - HF_{Ruhe}) \times 0{,}6$
(bei einer Leistungsfähigkeit > 70 % der Norm) bzw:

$HF_{Training} = HF_{Ruhe} + (HF_{max} - HF_{Ruhe}) \times 0{,}7$
(bei einer Leistungsfähigkeit > 100 % der Norm)

Fehlt eine Ergometrie, kann die Trainingsherzfrequenz für das Ausdauertraining Übergewichtiger nach der Faustformel „175 minus Lebensalter" berechnet werden.
Die Bestimmung der Trainingsherzfrequenz erfolgt entweder mittels Pulsuhr oder palpatorisch an der A. radialis. Bei letzterer Methode wird unmittelbar nach Belastungsende der Puls für 15 Sekunden ge-

zählt und mit vier multipliziert (= 15 s x 4 = 60 s = Pulsschläge/min). Zählt man 30 Sekunden nach Belastung und multipliziert mit 2 (= 30 s x 2 = 60 s), so berechnet man den Trainingspuls zu niedrig, da die Herzfrequenz nach Belastung sehr rasch absinkt. Zählt man 6 Sekunden und multipliziert mit 10 (6 s x 10 = 60 s) und verzählt sich nur um einen Schlag nach oben oder unten, wird die Trainingsherzfrequenz zu hoch oder zu niedrig ausfallen. Die gemessene bzw. errechnete Trainingsherzfrequenz sollte mit einem Spielraum von +/- 5 Schlägen/Min. während des gesamten Ausdauerprogrammes eingehalten werden. Pulsmessungen an der A. carotis sollten wegen des Carotis-Sinus-Reflexes mit sofortigem Absinken der Herzfrequenz und einem konsekutiv zu niedrig bestimmten Trainingspuls einerseits, andererseits bei positivem Carotis-Sinus-Syndrom wegen der Gefahr einer Synkope unterlassen werden.

Blutlaktatspiegelbestimmungen zur Trainingsoptimierung sind bei der eben beschriebenen Trainingssteuerung via Herzfrequenz nicht notwendig, da bei dieser Vorgangsweise das Training nahezu ausschließlich im aeroben Bereich stattfindet.

Da die Intensität immer ein Prozentsatz der aktuellen Leistungsfähigkeit ist, ändert sich eine bestimmte Intensität auch bei einer Verbesserung, z.B. durch das Training selbst, nicht. Was sich ändern kann, ist die Trainingsleistung bei gleicher Intensität. Mit anderen Worten: Nach einem erfolgreichen Ausdauertraining sinkt die Belastungsherzfrequenz ähnlich wie der Blutdruck auf identen Belastungsstufen ab (Abb.). Um weitere Verbesserungen zu erzielen, muss die Belastungsintensität so weit erhöht werden, bis die ursprünglich errechnete Trainingsherzfrequenz wieder erreicht wird. Bei einem drehzahlunabhängigen Fahrradergometer geschieht dies durch eine Erhöhung der Wattzahl, bei einem drehzahlabhängigen durch eine Erhöhung der Wattzahl oder der Tretkurbelumdrehungen oder durch beides. Nach einem erfolgreichen Lauftraining sinkt der Puls bei gleicher Laufgeschwindigkeit ab (siehe Abb.), das Lauftempo muss dementsprechend bis zum Erreichen des Trainingspulses erhöht werden.

Die Herzfrequenz oder der Puls ist definiert als die Anzahl der Herzschläge pro Minute. Die Pulsfrequenz steigt linear zur Belastungsintensität an: Dabei liegt die Herzfrequenz auf gleicher Belastungsstufe bei untrainierten jeweils höher als bei trainierten Personen.

Unterschiede in der Herzfrequenz von trainierten und untrainierten Testpersonen.

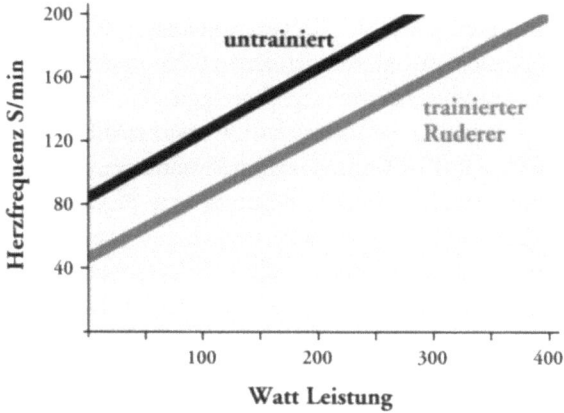

Um einen optimalen Trainingseffekt mit Erhöhung der maximalen Leistungsfähigkeit und insbesondere der Belastbarkeit – in letzteren Bereich fallen fast alle motorischen Aktivitäten von Übergewichtigen – zu erzielen und um gleichzeitig eine Überlastung oder Gefährdung der Patienten vorzubeugen, muss das Training entsprechend der medizinischen Trainingslehre durchgeführt werden, deren Grundprinzipien gleichermaßen für Männer, Frauen und Senioren gültig sind, d.h. Einhalten der berechneten Trainingsherzfrequenz und damit Trainingsintensität während des Trainings, Zunahme der Trainings-

Aufbau eines Ausdauertrainingsprogrammes für Übergewichtige

Stufe	Woche	Wöchentl. Gesamttrainingszeit in Min.	Belastungshäufigkeit/Woche
1	1–4	30	3
2	5–8	45	3
3	9–21	60	3
4	22–27	90	3
5	28–39	120	4 (3)
6	40–45	150	5 (4)

dauer/Einheit sowie Erhöhung der wöchentlichen Trainingshäufigkeit (Tab. Seite 115). Wesentlich ist auch die Ganzjährigkeit des Trainings.

Zur Erklärung des Schemas: In den ersten 4 Wochen (Woche 1–4) beträgt die wöchentliche Gesamttrainingszeit 30 Minuten, aufgeteilt auf drei Trainingseinheiten (= Belastungshäufigkeit/Woche), wobei die Belastungsdauer pro Trainingseinheit 10 Minuten unter Berücksichtigung der Trainingsherzfrequenz betragen soll. Ab der 5. Woche (= Stufe 2 im Schema) beläuft sich die wöchentliche Gesamttrainingszeit bereits auf 45 Minuten, es wird weiterhin 3mal wöchentlich geübt, pro Trainingseinheit allerdings mit 15minütiger Belastungsdauer. Anzustreben wäre die Stufe 6 mit 5mal wöchentlich 30minütigem Training, eventuell auch 4mal wöchentlich 40 Minuten. Muskelschmerzen („Muskelkater") sind bei Untrainierten insbesondere in den ersten Trainingstagen häufig zu beobachten und ein Zeichen dafür, dass zu intensiv trainiert wurde und sollten dann nach einigen Trainingseinheiten wieder völlig verschwunden sein. Ist das nicht der Fall, so sind die nächsten Trainingseinheiten zu streichen, das Training wird erst nach Abklingen der Beschwerden wieder aufgenommen.

Alle positiven Trainingseffekte sind, ähnlich wie bei der Einnahme von Medikamenten, nur solange nachweisbar, solange das Training durchgeführt wird und verlieren sich bereits wenige Monate nach Absetzen des Trainings. Demzufolge sollte eine Bewegungstherapie mit Übergewichtigen mindestens bis zur Erreichung ihres „Zielgewichtes" durchgeführt werden, besser auch noch danach, um das Gewicht zu stabilisieren.

5. Sport bei Übergewichtigen mit Begleiterkrankungen

Patienten mit KHK

Krafttraining sollte bei übergewichtigen Patienten mit KHK nur mit relativ niedriger Intensität und nur mit kleinen Muskelgruppen betrieben werden, um eine Pressatmung (= Valsalva-Manöver) zu vermeiden. Die Pressatmung führt zu einer Drosselung des venösen Rückflusses zum Herzen mit konsekutivem Abfall des Ruhe-Herzminutenvolumens um bis zu 55 % mit entsprechender Verminderung der Koronardurchblutung um bis zu 45 %. Der Blutdruck kann dabei zusätzlich etwas ansteigen, was mit einer vermehrten Herzarbeit und mit einem erhöhten myocardialen Sauerstoffverbrauch einhergeht. Alle angeführten Reaktionen können einen AP-Anfall, in seltenen Fällen auch einen Myocardinfarkt nach sich ziehen.

Das Ausdauertraining wird mit übergewichtigen Coronarsklerotikern wie vorne beschrieben, nach Durchführung einer symptomlimitierten Ergometrie mit Berechnung der Trainingsherzfrequenz betrieben (siehe vorne).

Hervorragend geeignet sind Sportarten mit Ausdauercharakter wie Wandern, Laufen, Radfahren, Schilanglaufen und Schwimmen. Voraussetzung für das Schwimmen ist eine gute Beherrschung der Technik, eine Mindestleistungsfähigkeit von 100 Watt bzw. 1,2 Watt/kg am Fahrradergometer sowie das Fehlen von höhergradigen Herzrhythmusstörungen, da diese beim Schwimmen durch den Tauchreflex, den Kältereiz, den hydrostatischen Druck, den damit verbundenen vermehrten venösen Blutrückfluss zum Herzen beim Eintauchen in das Wasser und die körperliche Beanspruchung mitunter provoziert werden können. Bei solchen Patienten hat deswegen auch eine Überwachung im Wasser mit Hilfe der Schwimmtelemetrie (= Funk-EKG) zu erfolgen.

Weniger gut geeignet sind Sportarten wie alpiner Schilanglauf, Tennis sowie diverse Spiel-Sportarten wie Fußball, Handball, Basketball, Faustball, Volleyball oder Tischtennis. Dabei ist die Ausdauerkomponente wesentlich geringer als bei rein aerober Bewegungstherapie, die anaeroben Phasen mit hohen Blutlaktatspiegeln bzw. dementsprechender Übersäuerung und erhöhten Katecholaminspiegeln sind zeitmäßig prozentuell deutlich vermehrt, teilweise auch durch die Wettkampfkomponente (= emotionale Belastung). Der alpine Schilauf wiederum erfordert bei eisiger Piste und insbesonders bei schlechten Sichtverhältnissen zum Aufrechterhalten einer guten Technik eine relativ große Kraftkomponente, eventuell mit Pressatmung, eine Kontrolle der Belastungsintensität durch Einhaltung der Trainingsherzfrequenz ist weder beim alpinen Schilauf noch bei den obgenannten Sportarten mit Wettkampfcharakter optimal zu lösen.

Schlecht geeignet sind Sportarten wie Hoch- und Weitsprung, Kugelstoßen, Speer- oder Diskuswerfen sowie Sprintbewerbe. Dabei kommt es im Gegensatz zu Ausdauersportarten zu keiner Optimierung im Fettstoffwechsel und auch zu keiner Ökonomisierung der Herzarbeit durch Senkung der Herzfrequenz, des Blutdruckes, der myocardialen Kontraktilität bzw. des myocardialen Sauerstoffverbrauches. Ungeeignet sind ferner Sportarten mit fehlender motorischer, aber hoher emotionaler Komponente (Katecholaminanstiege durch Aufregung bzw. Wettkampfsituation) wie Drachenfliegen oder Fallschirmspringen, da hier das Auftreten cardialer Zwischenfälle zur erhöhten Eigen- und Fremdgefährdung führen kann.

Patienten mit arterieller Hypertonie

Die Höhe des Blutdruckes und eventuelle kardiovaskuläre Hochdruckfolgen bestimmen in erster Linie die körperliche Belastbarkeit des adipösen Hypertonikers.

Grenzwerthypertonie und milde Hypertonie stellen typische Indikationen für ein körperliches Training dar. Eine zusätzliche medikamentöse Therapie ist nicht zwingend notwendig und muss sich am Einzelfall orientieren.

Auch übergewichtige Patienten mit **vorwiegender oder isolierter systolischer Hypertonie** können trainieren. Bei ihnen besteht ebenfalls bis zu einem Blutdruck von 170 mmHg systolisch keine generelle medikamentöse Behandlungsbedürftigkeit.

Desgleichen darf bei **überhöhtem Belastungsblutdruck** Sport betrieben werden. Dabei kann als Faustregel für die Fahrradergometrie im Sitzen bei 100 Watt ein Blutdruck von 200/100 mmHg als Grenzwert angesehen werden.

Bei **mittelschwerer Hypertonie** sowie bei Hypertonieformen mit gleichzeitig bestehender konzentrischer linksventrikulärer Hypertrophie kann Sport – in erster Linie Ausdauertraining – betrieben werden, wenn der Blutdruck in Ruhe und unter Belastungsbedingungen ausreichend medikamentös gesenkt wird (Tab.).

Kontraindiziert ist körperliches Training bei Patienten, die insbesondere dem WHO-Stadium III zuzuordnen sind und kardiovaskuläre Hochdruckfolgen aufweisen, dazu gehört auch die exzentrische Herzhypertrophie.

Definierte körperliche Belastungen im Sinne von Üben können als Bewegungstherapie durchgeführt werden, insbesondere wenn der Blutdruck medikamentös optimal eingestellt ist. Sportliche Aktivitäten sind außerdem bei der unkontrollierten Hypertonie und bei den meisten, allerdings üblicherweise selteneren Formen der sekundären Hypertonie kontraindiziert.

Indikationen und Kontraindikationen für eine sportliche Aktivität bei übergewichtigen Hypertonikern

Indikation	Grenzen:	Kontraindikation	Grenzen: systolisch/diastolisch
Grenzwerthypertonie	140–149/ 90–94 mmHg	Schwere Hypertonie	>180/110 mmHg
Milde Hypertonie	140–159/ 90–99 mmHg	Unkontrollierte Hypertonie	>200/120 mmHg
Mittelschwere Hypertonie	160–179/ 100–109 mmHg	Chronische Hypertonie (WHO-Stadium III)	mit ausgeprägten Endorganschäden an Herz, Nieren und Fundus
Isolierte systolische Hypertonie	>140/<90 mmHg	Die meisten Formen der sekundären Hypertonie	
„Belastungshypertonie"	bei 100 Watt in der Fahrradergometrie über 200/100 mmHg		

Patienten mit Diabetes mellitus:

Das für die diabetische Insulinresistenz hauptverantwortliche Organ ist die Skelettmuskulatur, wobei bereits im praediabetischen Stadium erste Abnormitäten feststellbar sind wie z.B. eine genetisch verminderte

Aktivität der muskulären Glykogen-Synthetase. Dieses insulinabhängige Muskelenzym bewirkt, dass Blutglucose in Form von Muskelglykogen gespeichert werden kann und hat so große Bedeutung für die Pufferung der Nahrungsglucose im postprandialen Zustand, aber auch für den Verbrauch, der im Nüchtern-Zustand ständig von der Leber durch die Glykogenolyse und Glykoneogenese ins Blut freigesetzten Glucose. Denn der vorherige Umbau der Blutglucose in Muskelglykogen ist Voraussetzung für einen aeroben Abbau zu CO_2 und H_2O im Muskel. Nicht in Glykogen umgewandelte Glukose verstoffwechselt der Muskel vorwiegend anaerob zu Laktat, das in der Leber durch Gluconeogenese zu Glucose synthetisiert wird, die anschließend wieder ins Blut gelangt. Eine verminderte Aktivität der muskulären Glykogensynthetase steigert also sowohl den Nüchtern- als auch den postprandialen Blutzuckerwert.

Weitere genetisch bedingte Skelettmuskelabnormitäten, die in individuell unterschiedlichem Ausmaß zu Insulinresistenz von Typ II-Diabetikern beitragen, sind Defekte im intrazellulären Insulin-Second-Messenger-System, sogenannte IRS-Defekte (IRS = Insulin-Rezeptor-Substrate). Darunter versteht man eine verminderte Zahl und Aktivität der membranösen Glucosetransporter und, mit zunehmender Hyperglykämie bzw. Hyperinsulinämie, schließlich auch eine Verminderung der Insulinrezeptoren der Muskelzellmembran.

Insbesondere durch aerobes Ausdauertraining wird die Aktivität der Glykogensynthetase gesteigert und die Zahl sowie die Aktivität der Glucosetransporter bzw. der Insulinrezeptoren erhöht. So ist bekannt, dass durch aerobes Ausdauertraining die periphere Insulinsensivität um bis zu über 40 % gesteigert werden kann, das ist mehr als doppelt so viel als z.B. mit Metformin erreichbar ist.

Vor Sportaufnahme sollte eine gründliche kardiologische Abklärung erfolgen (Labor, Echocardiographie, Ergometrie etc.). Vor Trainingsbeginn ist eine ausgeglichene Stoffwechsellage anzustreben. Liegt der Blutzuckerspiegel in Ruhe über 300 mg/dl kann er unter Belastung noch weiter ansteigen und es besteht die Gefahr einer Ketoacidose. Bei Blutzucker über 300 mg/dl (bei manchen Patienten schon ab 250) muss zuerst der Blutzucker gesenkt werden.

Die antidiabetische Therapie sollte in Abhängigkeit von Dauer und Intensität der Belastung um 20 – 50 % reduziert werden, um einer entsprechenden belastungsinduzierten Hypoglykämie rechtzeitig vorzubeugen.

Bei Zuckerkranken kommt es häufig zu Störungen in der peripheren Durchblutung (= Mikro- und Makroangiopathie) sowie zu Nervenschädigungen (= diabetische Neuropathie). Dies kann zu einer Einschränkung der Sensibilität im Bereich der Extremitäten, speziell der Beine, führen. Insbesondere bei schlecht passenden Sportschuhen bzw. bei einer dicken Naht im Socken kann dies zu Blasenbildung führen, als Folge der Durchblutungseinschränkung verschlechtert sich die Heiltendenz, aus der Blase entwickelt sich ein Ulcus mit allen seinen Konsequenzen. Das bedeutet, dass speziell bei übergewichtigen Diabetikern besonders auf adäquates Schuhwerk und eine sorgfältige Fußhygiene zu achten ist. Aber auch an anderen Körperstellen können sich Hautschäden zeigen. So führt beispielsweise Radfahren, Gehen oder Joggen nicht selten zu „Wundlaufen", bevorzugt im Bereich der Oberschenkelinnenseite („Wolf"). Vorbeugende Maßnahmen gegenüber ernsthaften Komplikationen sind neben einer sorgfältigen Inspektion Reinigungsmaßnahmen der gefährdeten Bereiche gefolgt von der Anwendung von Pudern und/oder Cremen. **Eine autonome Neuropathie als Ursache einer Frequenzstarre bedeutet eine Kontraindikation für intensivere sportliche Aktivitäten.**

Orthopädische Probleme

Übergewichtige klagen häufig über Beschwerden im Bereich der Wirbelsäule, Hüftgelenke, Knie- und Sprunggelenke. Bei vielen dieser Patienten finden sich auch in jungen Jahren schon Arthrosen.
Relativ häufig zeigen sich am Beginn einer sportlichen Aktivität vermehrt Rückenschmerzen bei Übergewichtigen, die sich im allgemeinen mit ansteigender Fitness, abnehmendem Körpergewicht und Kräftigung der Skelettmuskulatur wieder reduzieren.
Um die Rückenschmerzen zu minimieren, sollte man die Patienten auffordern, in den Erholungsphasen der sportlichen Tätigkeit Haltungen einzunehmen, die geeignet sind durch Dehnung der Rückenmuskulatur Schmerzzustände abzubauen (Stretching), wie Liegen am Boden mit angezogenen Beinen. Die Arme umfassen dabei die Knie,

der Patient zieht die Knie bis an den Brustkorb heran und wiederholt dies einige Male bei einer maximalen Haltezeit von 10 Sekunden. In der Zwischenzeit wird wieder die Rückenlage eingenommen, die Knie sind leicht gebeugt und die Fersen am Boden abgestellt. Durch diese Übung kommt es zu einer Anspannung und Abflachung der Bauchmuskulatur, die Muskulatur im Bereich der unteren Wirbelsäule wird entspannt, die Gesäßmuskulatur dagegen kräftig angespannt, um den Druck auf das Becken abzufangen. Diese Übung eignet sich ganz besonders für Beschwerden im Bereich der LWS. Bei Beschwerden im Bereich der HWS und BWS empfiehlt es sich für den Patienten, eine flache Rückenlage einzunehmen, bei der die Beine in den Knien leicht gebeugt und die Fußflächen auf dem Boden aufgesetzt sind. Die Arme werden in Schulterhöhe entweder seitlich oder flach hinter dem Kopf abgelegt. In dieser Haltung wird dann die gesamte Muskulatur für 5 bis maximal 10 Sekunden angespannt, sodass die oberen Anteile der Wirbelsäule sowie der Hals und die Schulterblätter flach gegen den Boden gedrückt werden.

Diese Streckübungen sollten Übergewichtige immer dann durchführen, wenn die Rückenbeschwerden während der sportlichen Aktivität auftreten, egal ob während des Kraft- oder des Ausdauertrainings; die Beschwerden werden dann mit Zunahme, insbesondere des Krafttrainings, allmählich abklingen und meistens auch ganz verschwinden.

Schmerzen im Bereich der Sprung-, Knie- oder Hüftgelenke sind häufiger akut auftretend und weniger chronisch als dies bei den Rückenschmerzen sehr oft der Fall ist. Die überwiegende Ursache ist eine momentane Überlastung, besonders dann, wenn nicht auf geeignetes Schuhwerk geachtet wird bzw. wenn Ausdauerbelastungen wie Gehen oder Laufen bevorzugt auf sehr hartem Terrain (Asphalt etc.) erfolgen.

6. Der Energiebedarf bei sportlichen Aktivitäten

Der Kalorienverbrauch ist sowohl in Kraftsport- als auch in Ausdauersportarten von der Dauer (Abb.), Häufigkeit und Intensität der betriebenen Sportart und vom Körpergewicht abhängig. Weitere beeinflussende Faktoren sind Trainingszustand und äußere Trainingsbedingungen (Hitze bzw. Kälte).

Kalorienverbrauch in Abhängigkeit zur Laufstrecke

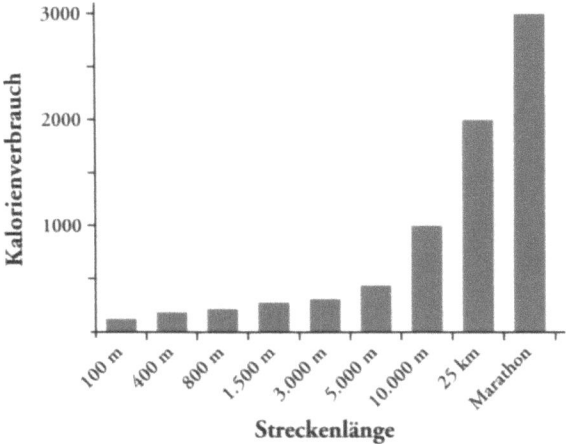

Abgesehen von der Belastungsdauer und -häufigkeit erhöht sich der Energieumsatz mit steigender Intensität und da zumeist überproportional. So beträgt der Energieumsatz bei einem langsamen Lauf mit 3,3 m/s. Fortbewegungsgeschwindigkeit beispielsweise 10,80 kcal/kg/Std., bei 6,6 m/s. Laufgeschwindigkeit dagegen 85 kcal/kg/Std., also das rund Achtfache (Tab. Seite 126).

Bei einigen Ausdauersportarten, wie beim Radfahren, hängt der Kalorienverbrauch bei vorgegebener Fortbewegungsgeschwindigkeit auch von äußeren Bedingungen wie Gegenwind oder hügeligem Gelände ab, beim Schwimmen von der Schwimmlage und insbesonders von der Schwimmtechnik. Somit sind die angegebenen Zahlen nur ungefähre Mittelwerte, die im Einzelfall modifiziert werden können. Ganz wesentlich für den Kalorienverbrauch ist auch das Körpergewicht, da mit zunehmendem Körpergewicht der Energieverbrauch ansteigt (Tab. Seite 127).

Eine wesentliche Rolle spielt der Trainingszustand. So kann der Energieverbrauch Ausdauertrainierter in erster Linie aufgrund ihrer besseren Technik bei gleicher Fortbewegungsgeschwindigkeit im Laufen um 15 %, im Radfahren um 25 % und im Schwimmen sogar um 50 % unter dem Untrainierter liegen.

Energieumsatz pro Kilogramm Körpergewicht und Stunde bei verschiedenen Belastungsformen.

Schlaf	0,93	Schwimmen mit 1,00 m/s	21,00
Grundumsatz	1,00	Schwimmen mit 1,10 m/s	25,80
Liegen	1,10	Rad fahren mit 9 km/h	3,54
Sitzen	1,43	Rad fahren mit 10 km/h	4,28
Stehen, ungezwungen	1,63	Rad fahren mit 15 km/h	5,38
Stehen, stramm	1,60	Rad fahren mit 20 km/h	8,56
Gehen, langsamer Schritt	2,86	Rad fahren mit 30 km/h	12,00
Gehen, mit 1,25 m/s	3,15	Rudern, 0,84 m/s	2,75
Gehen, mit 1,66 m/s	3,70	Rudern, 1,33 m/s	5,22
Gehen, mit 1,95 m/s	5,58	Rudern, 1,60 m/s	10,90
Gehen, mit 2,22 m/s	10,00	Kanu, 1,25 m/s	2,35
Gehen bergan, mit 0,55 m/s	17,10	Kanu; 2,10 m/s	8,10
Gehen bergab, mit 0,55 m/s	2,84	Gymnastik, leicht	3,00
Gehen bergan, mit 2,0 m/s	14,52	Gymnastik, Wettkampf	15,00
Laufen, mit 3,1 m/s	6,60	Turnen, Pferd	6,18
Laufen, mit 3,3 m/s	10,80	Turnen, Ringe	5,52
Laufen, mit 4,2 m/s	12,10	Turnen, Reck und Barren	8,00
Laufen, mit 5,0 m/s	15,00	Reiten, Trab	4,20
Laufen, mit 5,4 m/s	35,20	Reiten, Galopp	7,70
Laufen, mit 6,6 m/s	85,00	Werfen (Training)	11,00
Ski laufen, mit 2,2 m/s	12,00	Tischtennis	4,50
Ski laufen, mit 3,8 m/s	15,50	Billard spielen	2,90
Ski laufen, mit 4,2 m/s	16,80	Boxen, Kampfstellung	4,36
Eis laufen, mit 3,4 m/s	7,80	Boxen, Übung mit Birne	7,75
Eis laufen, mit 5,4 m/s	12,70	Boxen, Schattenboxen	10,52
Schwimmen, mit 0,17 m/s	3,00	Boxen, Übung mit Sandsack	12,84
Schwimmen, mit 0,26 m/s	3,50	Ringen, im Mittel	13,00
Schwimmen, mit 0,33 m/s	4,40	Fechten, Florett	8,25
Schwimmen, mit 0,80 m/s	10,30	Fechten, Degen	9,30
Schwimmen, mit 0,90 m/s	12,60	Fechten, Säbel	9,35

Abhängigkeit des Kalorienverbrauches vom Körpergewicht bei sportlichen Aktivitäten.

Körpergewicht/kg	50	60	70	80	90	100
	kcal/min	kcal/min	kcal/min	kcal/min	kcal/min	kcal/min
Badminton						
Freizeit/Einzel	4,0	4,9	6,4	6,4	7,2	7,9
Freizeit/Doppel	3,0	3,7	4,2	4,8	5,3	6,0
Leistungssport	6,4	7,9	9,1	10,3	11,7	12,8
Basketball						
Kleinfeld	3,3	4,1	4,7	5,3	5,9	6,6
Freizeitsport	5,5	6,7	7,7	8,7	9,9	10,8
Leistungssport	7,2	8,8	10,2	11,5	13,1	14,3
Berg steigen	7,2	8,8	10,2	11,5	13,0	14,2
Bogenschießen	3,5	4,3	4,9	5,6	6,3	7,0
Eishockey	7,3	9,0	10,4	11,7	13,3	14,5
Eiskunstlauf	4,6	5,7	6,6	7,4	8,4	9,2
Feldhockey	6,7	8,2	9,4	10,6	12,0	13,1
Fußball	6,6	8,1	9,3	10,5	11,9	13,00
Golf						
Zweierteams	4,0	4,9	5,6	6,4	7,2	7,9
Viererteams	3,0	3,7	4,2	4,8	5,3	6,0
Elektrowagen	2,1	2,6	3,0	3,4	3,8	4,3
Handball						
Freizeitsport	7,2	8,8	10,2	11,5	13,1	14,3
Leistungssport	8,4	10,4	11,9	13,5	15,3	16,7
Segeln	3,0	3,7	4,2	4,8	5,4	6,0
Krafttraining	5,7	7,0	8,1	9,1	10,4	11,3

Der Ruheumsatz ist im belastungsinduzierten Energieverbrauch inkludiert. Will man den durch die jeweilige Sportart bedingten Energieverbrauch exakt errechnen, ist der entsprechende Ruheumsatz abzuziehen. Bei Spielsportarten (Fußball, Handball, Hockey) beziehen sich die Angaben auf die reine Belastungszeit, Unterbrechungen sind nicht eingerechnet. Zwischen Männern und Frauen können Abweichungen im Energieverbrauch bestehen, die Unterschiede sind jedoch so gering, dass ihnen für praktische Zwecke keine große Relevanz zukommt.

7. Fazit

Prinzipiell gilt, dass die Gewichtsabnahme durch sportliche Belastungen bei gleichbleibender Kalorienaufnahme umso größer ausfällt, je höher das Ausgangsgewicht ist. Dies auch deswegen, weil mit zunehmendem Körpergewicht bei gleicher Belastungshöhe mehr Kalorien verbraucht werden (siehe vorne). Wie hoch der absolute Gewichtsverlust letztendlich ausfällt, ist aber auch eng damit verbunden, ob „kompensatorisch" mehr Kalorien zugeführt werden oder nicht.

Anzustreben ist eine langfristige Gewichtsabnahme durch sportliche Aktivität bis zu dem „Zielgewicht", das der Patient anstrebt. Ideal wäre selbstverständlich das Erreichen des Normalgewichtes, was jedoch nur wenigen gelingt.

IV. Verhaltenstherapie

Zu einer erfolgreichen und vor allem dauerhaften Abnahme gehört auch eine ausreichende Vorbereitung, genügende Motivation und Ausdauer. Abnehmen ist ein Prozess, der eine allmähliche Umstellung der Ernährungsgewohnheiten – zumindest in manchen Bereichen – und häufig auch eine Veränderung anderer Lebensgewohnheiten miteinschließt.

Personen, denen es gelingt, ihr Verhalten so umzustellen, dass die Energiebilanz ausgeglichen bleibt, sei es durch eine modifizierte Art der Nahrungsaufnahme oder durch vermehrte körperliche Betätigung oder auch durch beides, haben größere Aussichten auf Beibehaltung eines verringerten Körpergewichtes als jene, die lediglich bereit sind, für eine kurze Dauer eine – vielleicht auch sehr radikale – bestimmte Methode anzuwenden. Auch Patienten, die sich zwar „passiv" behandeln lassen – etwa mit Akupunktur oder einem operativen Eingriff – jedoch nicht bereit sind „aktiv" zur Umstellung ihres Lebensstils etwas beizutragen, können zwar durchaus mit kurzfristigen Erfolgen rechnen, haben es aber schwer, die erzielten Resultate aufrechtzuerhalten.

1. Psychosoziale Aspekte der Ernährung und des Körpergewichts

Die Entstehung des Übergewichts als Folge emotionaler Störungen wird seit langem diskutiert und ist heute durch wissenschaftliche Studien weitgehend belegt. Bruch (1973) betont, dass vor allem Personen mit Störungen im emotionalen Bereich Schwierigkeiten haben, Hunger und Sattsein zu erkennen bzw. zwischen Hunger und anderen Zuständen des Unbehagens zu unterscheiden. Dies kann bereits in frühester Kindheit erworben bzw. gelernt worden sein.

Eine Mutter, die Unlust und Spannungszustände ihres Säuglings fehlinterpretiert und mit unangemessenem Verhalten – einem Nahrungsangebot – reagiert, bewirkt, dass das Kind nicht lernt, zwischen Hunger und anderen unangenehmen Gefühlen zu unterscheiden. In der Folge manifestiert sich durch ein mangelndes Diskriminationsvermögen die hyperphage Reaktion als neurotisches Verhalten.

Die verschiedenen emotionalen Spannungen wie Konflikte, Ärger, Angst, Trauer, Überforderung, Langeweile oder Stress können hyperphage Reaktionen auslösen.

Die hyperphage Reaktion könnte eine neurotische Ersatzbefriedigung im Sinne eines oralen Kompensationsmechanismus darstellen oder im Sinne lerntheoretischer Mechanismen erworben sein.

Erhöhung der Nahrungsaufnahme
Warum manche Menschen bei emotionalen Belastungen ihre Nahrungsaufnahme erhöhen und andere wieder mit Appetitlosigkeit reagieren, könnten die Studien von Herman und Mitarbeitern zum „gezügelten Essverhalten" (restrained eater) erklären. Der „restrained eater" hält durch ständig kontrolliertes Essverhalten sein Gewicht unter seinem individuellen „Set-point". Durch bestimmte situationale

Faktoren oder emotionale Belastungen wird die Esshemmung aufgehoben. Stehen dann noch attraktive Lebensmittel zur Verfügung, wird der sonst zurückhaltende Esser die Kontrolle über sein Essverhalten verlieren. Uneingeschränkte Esser reagieren unter emotionaler Belastung eher mit der Einschränkung ihres Essverhaltens. Diese Interaktion wurde gleichermaßen bei Übergewichtigen und Normalgewichtigen beobachtet.

Selbstkontrolle

Übergewichtigen Personen wird häufig ein mangelnder Wille zur Selbstkontrolle unterstellt, was wiederum eine negative Bewertung der Persönlichkeit zur Folge hat. Eine soziokulturelle Diskriminierung empfinden aber nicht nur im klinischen Sinn Übergewichtige, sondern auch Personen, die im Normalgewichtsbereich liegen bzw. diesen nur wenig überschreiten.

Realgewicht

Es gilt daher seit längerer Zeit die Empfehlung zum „Realgewicht", jenes Körpergewicht, das innerhalb der gesundheitlichen Grenzen leicht erreicht, ohne multiples Diätieren beibehalten werden kann und mit psychischem und sozialen Wohlbefinden einhergeht.

Andere Faktoren

Das Essverhalten, von dem ja die Kalorienzufuhr abhängt, steht im Dienst der Regulation der Energiereserven und damit des Körpergewichtes. Dies ist bei weitem nicht seine einzige Funktion. Im menschlichen Essverhalten gibt es auch nichtregulierende Komponenten wie z.B. neuropsychologische (Freude) und soziale (Gastfreundschaft) Faktoren.
Beim Menschen spielen die psychosensoriellen Faktoren im Essverhalten eine größere Rolle. Dies führt zu einer Veränderung der ursprünglichen Funktion des Essverhaltens. Für den Menschen bedeutet Essen eindeutig mehr als nur Ernährung. Hinzu kommt, dass man sich mit seinem Essverhalten persönlich und sozial ausdrücken kann. Aus diesen Gründen kann sich das Essverhalten außerhalb der biologischen, in besonderer energetischer Notwendigkeit unter dem Druck verschiedener (neurosensorieller, emotioneller und sozialer) Faktoren verändern und die Bildung der Adipositas begünstigen.

Störungen des Essverhaltens

Die Untersuchung des Essverhaltens von Adipösen zeigt Veränderungen von pathogener Bedeutung auf. Diese sind jedoch nicht konstant.

Hyperphagie – Nur bei ca. 20 % der Adipösen wurde eine eindeutig höhere Kalorienaufnahme gegenüber Mageren beobachtet. Indessen braucht eine erhöhte Zufuhr nicht massiv zu sein, um eine schwach positive (einige Prozente) Energiebilanz zu verursachen. Diese kann über Jahre hinweg kumuliert eine Zunahme der Fettmasse von mehreren Kilogramm ergeben.

Überempfindlichkeit auf Nahrungs-Stimuli – Bei einer großen Zahl von Übergewichtigen ist die Nahrungsaufnahme in viel größerem Ausmaß durch externe Stimuli wie die Verfügbarkeit und der Geschmack der Speisen beeinflusst als bei Normalgewichtigen.

Qualitative Störungen des Essverhaltens, wie z.B. Überkonsumierung von Kohlenhydraten oder Fetten, können die Ursache einer Hyperphagie sein. Mehr oder weniger eng mit der Persönlichkeitsstruktur verbunden, repräsentieren sie einen der Wege, die die Psychogenese der Fettsucht einschlagen kann. Diese kommt durch Störung oder Veränderung der Mechanismen, die die Nahrungsaufnahme kontrollieren, zustande.

Adipositas und Raucherentwöhnung – Es ist allgemein bekannt, dass das Zigarettenrauchen das Körpergewicht beeinflusst und dass beim Aufhören dieses zumeist zunimmt. Es gibt eine Vielzahl von Annahmen, welchen Einfluss das Rauchen auf das Körpergewicht hat. Man findet sehr unterschiedliche Meinungen um wieviel, wenn überhaupt, das Gewicht nach der Raucherentwöhnung ansteigt und welcher Mechanismus dafür verantwortlich ist (Änderungen in der Ernährung, körperliche Bewegung und/oder Veränderungen in der Metabolisierungsrate).

Aufgrund vorhandener Literatur lässt sich feststellen: Raucher wiegen weniger als Nichtraucher und die Rauchertherapie ist mit einer durchschnittlichen Gewichtszunahme von etwa 3 Kilogramm verbunden. Von denen, die aufhören, nehmen annähernd zwei Drittel an Gewicht zu, der Rest zeigt nur geringe Gewichtsschwankungen. Es ist wichtig, diesen Punkt hervorzuheben, da die Mehrheit der Ex-Raucher an Gewicht zunimmt, aber im Durchschnitt steigt das Gewicht nicht sehr an, und selten resultiert daraus ein Risiko für die Gesundheit.

Die Veränderung in den Ernährungsgewohnheiten (im allgemeinen bezogen auf mehr Fett - und/oder Zuckeraufnahme) nach der Entwöhnung ist möglicherweise eine Antwort des Organismus auf die Entzugserscheinungen. Nur eine Zunahme der Gesamtenergieaufnahme kann das Ansteigen des Körpergewichts nach der Entwöhnung erklären. Wenn sich die Komponenten der Nahrung verändern (z.B. Proteine und Kohlenhydrate), obwohl dies theoretisch wichtig ist, kann die der Ernährung zuzuschreibende Veränderung des Gewichts nur bei einem signifikanten Anstieg der Gesamtkalorienzufuhr erklärt werden. Das Ausmaß der körperlichen Bewegung hat scheinbar keinen oder nur geringen Bezug zum Rauchen und zum Körpergewicht.

Die Veränderungen des Körpergewichts (oder die Angst vor der Gewichtsveränderung) spielen wahrscheinlich bei Rauchbeginn, Beibehaltung des Rauchens und bei der Raucherentwöhnung eine Rolle. Daher müssen in der Rauchertherapie Strategien entwickelt werden, mit deren Hilfe die Gewichtszunahmen verringert werden oder diesen vorgebeugt wird. Solche Strategien mildern erfolgreich die Gewichtsveränderung nach der Therapie, ermutigen Raucher, die Angst vor einer Gewichtszunahme haben, an einer Raucherentwöhnung teilzunehmen und erleichtern demjenigen, der bereits aufgehört hat, abstinent zu bleiben. Es ist möglich, dass bei geschickter und effizienter Gewichtskontrolle ein kleiner „Ausrutscher" dann nicht zu einem gänzlichen Rückfall führt.

Passive Overconsumption – Diese von Blundell definierte Form der Hyperalimentation gibt Aufschluss zur engen Interpendenz der Nahrungsmittelindustrie und unserem Essverhalten. Das wachsende Angebot an Nahrungsmitteln mit hohem Fettanteil und damit hoher Dichte an Energie, führt zum unbewussten „Überessen". Das Prinzip basiert auf dem mangelnden Effekt der Sättigung.

„Night Eating Syndrom" – Entscheidend ist auch das Essverhalten während der Nachtpausen. Durch häufiges Auftreten von Schlafapnoe und Schlafstörungen kommt es zum nächtlichen Gang zum Kühlschrank. Aufgrund der erniedrigten Fettoxidation und Sättigungsrespons stellen diese „Spätmahlzeiten" bei vielen adipösen Patienten ein oft unbemerktes Problem dar.

2. Gewichtsreduktion durch Verhaltensmodifikation

Neben der Ernährungs- und Bewegungstherapie ist die Verhaltensmodifikation ein wesentlicher Bestandteil der Adipositastherapie. Da das Essverhalten nicht nur kognitiv orientiert ist, bedarf es für eine langfristige Änderung des Essverhaltens neben der Wissensvermittlung auch einer entsprechenden Hilfestellung zur Einstellungs- und Verhaltensänderung, die durch gezielte Verhaltensmodifikation erreicht werden kann. Im Vordergrund sollte eine Selbstkontrolle durch Bewusstmachung des Verhaltens stehen, wobei es sich empfiehlt, auch entsprechende Verhaltensregeln anzubieten.

Die Eigenverantwortlichkeit muss gefördert werden, weiters müssen externe Reize kontrolliert werden und Hilfestellungen angeboten werden, um das meist vorhandene Ernährungswissen realisieren zu können. Um der Minderung der Selbstkontrollfähigkeit in Stresssituationen vorzubeugen, sollten auch Stressbewältigungsstrategien angeboten werden. Ein Training in Selbstkontrolltechniken soll zur bewussten Steuerung der Nahrungsaufnahme führen. Der Patient lernt durch kognitive Überwachung des Essverhaltens das spontane Appetitverhalten zu beherrschen, welches ja häufig durch Umweltreize beeinflusst wird.

Als geeignete Strategien sind folgende anzuwenden:
- Verhaltenstherapeutische Einzeltechniken:
    - Vermittlung von Wissen
    - Einüben und Aufbau der notwendigen Fertigkeiten (z.B. langsames Essen)
    - Selbstbeobachtung (z.B. durch Protokollierung des Essverhaltens)
    - Verhaltensverträge („contracting")

- Verstärkung
  - Kognitives Umstrukturieren (realistische Zielsetzung, Erfolgsorientierung)
- Verbesserung der therapeutischen Beziehung:
  - Aufbau einer freundlichen kooperativen Beziehung
  - Klare, verständliche Sprache
  - Erfragen der Erwartungen des Patienten
- Attributionstraining:
  - Herstellung eines Zusammenhanges zwischen Krankheitszustand und Essverhalten und Ernährungsumstellung
- Schulung: Komplexe Interventionsstrategie mit:
  - Wissensvermittlung
  - Wahrnehmungsschulung
  - Selbstkontrollstrategie
  - Reizkontrolltechniken
  - soziales Fertigkeitstraining
- Problem-Löse-Training:
  - Erarbeitung des Problems und alternativer Problemlösungen
  - Rückfallprophylaxe (Identifizierung risikobehafteter Situationen)
  - Erarbeitung von Versagens- und Schuldgefühlen
  - Erstellung individueller Kosten-Nutzen-Analysen

Schlank ohne Diät (SOD) – ein Modell der Verhaltensmodifikation

„Schlank ohne Diät" ist ein auf Verhaltensmodifikation aufbauendes Gewichtsreduktionsverfahren, bei dem der Klient durch Selbstkontrolle lernt, sein eigenes Essverhalten zu analysieren sowie durch entsprechende Bewegungsaktivität die Energieabgabe zu berücksichtigen. Dieses meist in Gruppen durchgeführte Programm hat zum Ziel, langfristig die Ernährungsgewohnheiten zu verändern, um damit vorerst an Gewicht abzunehmen, dieses aber in der Folge auch beibehalten zu können. Für die Durchführung dieses Programms stehen Arbeitsunterlagen (Set „Schlank ohne Diät", Sozialmedizin der Universität Wien) zur Verfügung.

„Schlank ohne Diät" wird laufend wissenschaftlich evaluiert. Zwischen 60 und 80 Prozent der Teilnehmer können langfristig ihr Gewicht reduzieren.

Praktisches Vorgehen bei Gewichtsreduktion durch Verhaltensmodifikation

- Vorbemerkung
- meist sind drei Entstehungsbedingungen zu modifizieren:
  - die gesteigerte Nahrungsaufnahme
  - die verringerte Kalorienabgabe
  - ein erlerntes abnormes Essverhalten
- zusätzlich zu berücksichtigen:
  - Stressbelastungen
  - Selbstsicherheit
  - sich in der sozialen Umwelt zu behaupten
- Psychosozial determinierte Motive abklären:
  Vor allem sollte versucht werden
  - unvernünftig niedrig angesetztes Wunschgewicht nach oben zu korrigieren und dem „Realgewicht" – jenes Gewicht, das in einem für den Patienten akzeptablen Bereich liegt und von ihm realistischerweise erreicht und aufrechterhalten werden kann – anzupassen.
  - gleichzeitig durch geeignete Methoden die Selbstsicherheit und das Selbstwertgefühl zu steigern.
  - und nur jene Strategien zur Gewichtsreduktion zu empfehlen, die eine Umstellung des Ernährungsverhaltens nach sich ziehen und langfristig wirksam sind.

Eine Kombination von Verhaltenstherapie und Ernährung und/oder medikamentöser Therapie sollte dazu beitragen den Effekt im Vergleich zu singulären Maßnahmen zu verbessern.

Schritte der Durchführung von SOD

Die im folgenden dargestellten Maßnahmen sind dem Gewichtsreduktionsprogramm „Schlank ohne Diät" entnommen, das in Österreich seit 20 Jahren in Ernährungsberatungsstellen und bei niedergelassenen Ärzten, Psychologen und Ernährungswissenschaftern mit Erfolg angewendet wird.

1. Patienten ansprechen

- Ausmaß des Übergewichts bestimmen, das „Realgewicht" erwähnen und das Ausmaß der erstrebenswerten wöchentlichen Gewichtsreduktion (ca. 0,5 kg) erläutern.

- Gewicht und Körpergröße des Patienten messen
- Body Mass Index bestimmen
- eventuell Fettmessung durchführen
- Realgewicht unter Einbeziehung vorhandener Risikofaktoren und persönlicher Wünsche bestimmen
- mögliche Vorteile einer Gewichtsreduktion erörtern.

- Möglichkeit der langfristigen Gewichtsreduktion durch Ernährungsumstellung erläutern.

- Die Methode beruht auf Verhaltensmodifikation.
  - Kein bestimmter Speiseplan
  - langfristige Umstellung der Ernährungsgewohnheiten durch Selbststeuerung (Selbstbeobachtung, Stimuluskontrolle)

- Selbstbeobachtung
  - Durch Führen von Ernährungsprotokollen lernen die Patienten ihr Essverhalten kennen.
  - Durch Berechnung der aufgenommenen Energie unter Berücksichtigung einer eventuell zusätzlich verbrauchten Energie durch Bewegung bekommen Patienten Kenntnis über ihren Wochenenergiewert.
  - Entsprechend der Ernährungsanalyse lassen sich selbständig Veränderungen im Essverhalten vornehmen.

- Stimuluskontrolle
  - Die Beschäftigung mit der Nahrungsaufnahme lässt den Patienten auch erkennen, welche Reizbedingungen ihn zum Essen veranlassen.
  - Dabei kann es sich um interne Reize (Hunger) oder externe Reize handeln.
  - Externe Reize sind etwa „ein vermehrtes Nahrungsangebot", „besonders schmackhafte Speisen" etc. oder auch Bedingungen wie Stress, Ärger, Langeweile etc., die man durch Nahrungsaufnahme besser bewältigen möchte.
  - Durch gezielte Maßnahmen, wie „sich nicht absichtlich in Situationen begeben, wo besonders schmackhaftes und reichhaltiges Essen angeboten wird", oder „Alternativen zur 'Bewältigungs-

strategie Essen' lernen", können Reizbedingungen kontrolliert werden.
Die Stimuluskontrolle wird durch Verhaltensregeln (können auch gemeinsam mit Patienten erarbeitet werden) unterstützt, wie etwa
- Ich vermeide alle Nebentätigkeiten (wie z.B. lesen, fernsehen) während des Essens.
- Ich schaffe mir vor allem von Nahrungsmittel, die mich immer wieder zum Essen verführen, keine Vorräte an.
- Ich lege mir fünf Mahlzeiten über den Tag verteilt fest und esse nur zu diesen Zeitpunkten.

- Ernährungs- und Gewichtsanamnese durchführen (Zeitaufwand etwa 10 Minuten), fragen nach:
  - Beginn des Übergewichts
  - situationsbedingte Zunahmen
  - Erfolg bei früheren Abnehm-Versuchen
  - regelmäßige sportliche Betätigung
  - spezifische Essgewohnheiten (hastig, unregelmäßig, etc.)
  - üblicher Speiseplan
  - körperliche Beschwerden
  - Vorstellungen vom Zielgewicht

2. Analyse des Essverhaltens

- Erläuterung eines Essens-Bewegungsprotokolls
  - Selbstbeobachtung hinsichtlich Energieaufnahme (Essen, Trinken)
  - Selbstbeobachtung hinsichtlich Energieabgabe (Bewegung)
  - erkennen eigener „Fehler" durch Führen eines Protokolls
  - Durchführung zusätzlicher sportlicher Betätigung nach individuellen Interessen und Möglichkeiten

- Essens-/Bewegungskarten
  - anhand von Kalorien-/Joule-Tabellen werden „Tages-Energiewerte" errechnet, die sich aus der aufgenommenen Energiemenge abzüglich der verbrauchten Energiemenge ergeben. Zur verbrauchten Energiemenge werden aus Gründen der einfachen Berechnung nur jene Bewegungsaktivitäten gezählt, die zusätzlich – aus Anlass der Gewichtsreduktion – erfolgen. Eine wesentliche Orientierungshilfe stellt der Wochenkalorienwert dar. Jemand, der mit seiner Abnahme unzufrieden ist, kann versuchen, durch

Verringerung des Wochenkalorienwertes die gewünschte Gewichtsreduktion zu erreichen.

- Erklärung der Verwendung einer Kalorien-/Joule-Tabelle
  - Bei Wissen der Menge (bzw. Gewicht) des aufgenommenen Nahrungsmittels kann der Energiegehalt (Joule, Kalorien) anhand einer Tabelle abgelesen werden.
  - Wird ein Produkt in der Tabelle nicht gefunden, so kann auf ein ähnliches Produkt zurückgegriffen werden.
  - Personen, die Portionsgrößen nach ihrem Gewicht abschätzen können, müssen keine Küchenwaage verwenden; ansonsten soll zumindest anfänglich nach Möglichkeit immer wieder abgewogen werden.

3. Änderung der Ernährung

- den Wochenkalorienwert zur Gewichtsabnahme in Beziehung setzen
- Langzeitintervention mit durchschnittlicher Gewichtsreduktion von einem halben Kilogramm pro Woche
- Patienten sollen Essverhalten überdenken und die immer wiederkehrenden Fehler, die zur Zunahme geführt hatten, vermeiden.
- Mit Methoden der Stimuluskontrolle sollen klare situative Bedingungen definiert werden, unter denen das Verhalten „Essen" erwünscht ist.
- Verhaltensregeln anbieten bzw. erstellen
  - Schrittweise werden zutreffende Verhaltensregeln ausgewählt.
  - Es genügt meist das Einhalten von vier bis sechs solcher Regeln, um sich das Abnehmen zu erleichtern.
  - Vor allem soll die Nahrungsaufnahme nicht an andere Aktivitäten, wie zum Beispiel fernsehen oder lesen gekoppelt werden.
  - Es sollen keine unnötigen Vorräte eingekauft werden.
  - Statt etwa einer ausgiebigen Mahlzeit, die dann meist noch abends konsumiert wird, sollen mehrere kleinere Mahlzeiten eingeplant werden.

4. Gruppenberatung

- Gruppenberatungen (8 bis 12 Teilnehmer) eignen sich besonders gut zur Gewichtsreduktion mittels Verhaltensmodifikation.

- in den Gruppensitzungen (etwa 1x wöchentlich 1 Stunde über 10 Wochen hindurch) wird vermittelt,
  - wie Verhaltensänderungen in Eigenregie gesteuert und kontrolliert werden können.
  - wie der Klient zum „eigenen Therapeuten" werden kann.
  - wie lerntheoretische Erkenntnisse in die Praxis umzusetzen sind.

5. Nachkontrolle
- Kontrolle während der Abnahmeperiode im wöchentlichen Intervall
  - Gewichtskontrollen im wöchentlichen Intervall
  - Ausgangsgewicht wird am besten in ein „Gewichtsdiagramm" eingetragen. Die folgenden Gewichtskontrollen werden so in das Diagramm eingezeichnet, dass eine „Gewichtskurve" entsteht, die die Gewichtsreduktion widerspiegelt.
- Halbjährliche Nachkontrollen unterstützen den Langzeiterfolg des Programms.

Effizienz der Gewichtsreduktion
- Diese auf Verhaltensmodifikation basierenden Programme zur Gewichtsreduktion weisen gute Langzeiterfolge auf.
- Dadurch, dass die Klienten im Rahmen des Programms lernen,
  - Energiewerte von Speisen und Getränken auszurechnen.
  - den persönlichen Wochenkalorienwert zu bestimmen.
  - in regelmäßigen Abständen das Gewicht zu kontrollieren.
  - „Ernährungsfehler" mit speziellen Verhaltensregeln zu beseitigen, ist die Gewähr gegeben, dass das Programm im Sinne der Selbstmodifikation fortgesetzt und somit auch eine auf Langzeit anhaltende Gewichtsreduktion erzielt werden kann.
- Therapieversagen kann verschiedene Ursachen haben:
  - zu hohe Erwartung hinsichtlich einer raschen Gewichtsabnahme
  - zu wenig Ausdauer
  - Frustration infolge (meist üblicher) „Stehzeiten"
  - zu wenig soziale Unterstützung
  - nur oberflächliche oder extern beeinflusste Motivation (z.B. Ehegatte) zur Gewichtsreduktion
  - zu rasches Aufgeben der intensiveren Selbstkontrolle (Essens-Bewegungsprotokoll)

- Die Ursachen für Therapieversagen sollen im Zuge der Nachkontrollen mit dem Patienten besprochen werden.
- Durch eine entsprechende Berücksichtigung der Problematik lässt sich durch Neuaufnahme der Gewichtsreduktion eventuell der gewünschte Erfolg erzielen.
- Dabei können je nach Bedarf besondere Schwerpunkte Beachtung finden:
  - mehr sportliche Betätigung
  - gezieltere Umstellung von eingefahrenen Ernährungsgewohnheiten
  - Lernen alternativer Verhaltensweisen als Bewältigungsstrategien für Stress, Ärger, Sorgen etc.

Die medikamentöse Therapie der Adipositas

I. Das ideale Medikament zur Behandlung der Adipositas

Die medikamentöse Therapie der Adipositas ist eine zusätzliche Maßnahme, die die diätetischen und verhaltenstherapeutischen Therapieansätze unterstützen kann.
Die derzeitigen medikamentösen Therapieansätze sind aber vielversprechend und haben ihren Stellenwert in der Behandlung der Adipositas erhalten. Neue Entwicklungen in der Forschung werden dazu beitragen, mit zusätzlichen Therapieansätzen die „Epidemie der Adipositas" in den Griff zu bekommen.

Eine ideale antiadipöse Substanz sollte folgende Merkmale aufweisen:
- potente Gewichtsreduktion durch Verminderung des Fettdepots
- langfristige Wirkung ohne Sucht- und Toleranzentwicklung
- gute Verträglichkeit auch bei langfristiger Anwendung
- positive Beeinflussung von Adipositas-assoziierten Erkrankungen

Die medikamentöse Therapie spielte in den letzten Jahren keine wesentliche Rolle bei der Behandlung der Adipositas. Der Hauptgrund dafür lag in einem Missverhältnis von therapeutischem Nutzen und gesundheitlichem Risiko. Die bisher verfügbaren Medikamente sind häufig Homöopatika ohne sicheren Wirkungsnachweis, oder aber wirksame Substanzen mit schweren Nebenwirkungen (pulmonale Hypertonie, Suchtpotential).

Eine medikamentöse Therapie – eingebunden in eine Ernährungsumstellung, Verhaltensänderung und vermehrte körperliche Aktivität – ist ab einem BMI > 30 kg/m^2 indiziert. Beim Vorliegen von Risikofaktoren kann zu einem BMI von 27 abgesenkt werden.

Möglichkeiten der pharmakologischen Intervention:
- Reduktion der Energieaufnahme
- Erhöhung des Energieverbrauchs
- Fettresorptionshemmung

Primäre Wirkprinzipien für den Gewichtsverlust

Substanz	Freisetzung			Wiederaufnahmehemmung			Selektive Lipasehemmung	Energiezufuhr	Energieverbrauch
	5-HT	NA	DA	5-HT	NA	DA			
Amfepramon		✔	✔					▼	▲
Phentermin		✔	✔					▼	▲
Fenfluramin	✔							▼	
Dexfenfluramin	✔							▼	
Sibutramin				✔	✔			▼	▲
Orlistat							✔	▼	
Fluoxetin				✔					

II. Historie

Zahlreiche Substanzen wurden zur Gewichtsreduktion verwendet. Gemeinsam ist ihnen ein meist nur kurzzeitiger Effekt mit relativ hohen Gesundheitsrisiken.

1. Appetitzügler

Die klassische, über eine Katecholaminfreisetzung wirkende Substanz, ist das Amphetamin, das vor mehr als 50 Jahren als Appetitzügler entdeckt wurde. Diese Substanzen vermindern das Hungergefühl im Hypothalamus und führen zu einem vorzeitigen Sättigungsgefühl. Sie vermitteln ihren Effekt am Zentralnervensystem, indem sie aus Nervenzellen im Gehirn die Neurotransmitter Noradrenalin und Dopamin freisetzen.

Die Nebenwirkungen der Sympathomimetika bestehen in erster Linie in Schlaflosigkeit, Nervosität, leichter Erregbarkeit, Kopfschmerzen, Mundtrockenheit, Schweißneigung, Übelkeit und Obstipation. Bei Patienten mit vorbestehender koronarer Herzerkrankung können katecholaminerge Substanzen Rhythmusstörungen und Angina pectoris-Beschwerden begünstigen. Insgesamt haben alle Amphetamin-ähnlichen Substanzen das Potential zur Suchtneigung, und bei falschen Dosierungen kann es zu schweren akuten Psychosen kommen. Aus diesen Gründen sollten Amphetamin und dessen Derivate bei der Behandlung der Adipositas heutzutage nicht mehr benutzt werden.

Wegen der zentralnervösen Nebenwirkungen und der Missbrauchs- und Abhängigkeitsproblematik sind lediglich Amfepramon und Phentermin weiterhin verfügbar. Daten über die Substanzen liegen nur für die 3-monatige Behandlung vor. Über den längerfristigen Erfolg ist nichts bekannt.

2. Dexfenfluramin/Fenfluramin

Fenfluramin und das doppelt so wirksame Stereoisomer Dexfenfluramin sind die klassischen Vertreter der serotoninergen Medikamente. Sie stimulieren die Freisetzung von Serotonin im Hypothalamus und führen durch die erhöhte Serotoninkonzentration zu Sättigungseffekten.

Dexfenfluramin besitzt bei der Hemmung der Nahrungsaufnahme ungefähr die doppelte Wirksamkeit wie Fenfluramin.
Die Wirksamkeit konnte in kontrollierten Studien nachgewiesen werden. Ungefähr 60 Prozent der Patienten, die mit einer Kombination aus Diät und Dexfenfluramin behandelt wurden, zeigten eine Gewichtsreduktion von mehr als 10 kg. Diese Gewichtssenkung konnte in der Behandlungsgruppe über einen 12monatigen Zeitraum aufrechterhalten werden. Die Nebenwirkungen von Dexfenfluramin sind hauptsächlich Müdigkeit, Durchfall, Mundtrockenheit und Polyurie. Als gefährlichste Nebenwirkung galt die pulmonale Hypertonie. Dieses Risiko wurde, verglichen mit dem klinischen Nutzen bei adäquatem Einsatz von Dexfenfluramin, als verhältnismäßig gering eingestuft. Neuere Untersuchungen ergaben jedoch, dass bei kombinierter Therapie mit dem Fenfluramin und Phentermin Herzklappenveränderungen auftraten.

Die beiden **Serotoninagonisten** Fenfluramin und Dexfenfluramin wurden deshalb wegen dieser Nebenwirkungen vom Markt genommen, obwohl die beschriebenen Sicherheitsbedenken mit den Substanzen nur in den USA und dabei meist bei 2–3facher Überdosierung und in einer verbotenen Kombination mit Phentermin aufgetreten sind.

III. Heutige Medikamente

Es ist nicht verwunderlich, dass neben einer langfristig oft frustranen Diättherapie stets neue Medikamente für die Adipositastherapie gesucht werden. Grundsätzlich stehen die Appetithemmung, die Steigerung des Energieverbrauches und neuerdings die Fettresorptionshemmung zur Verfügung.

Einteilung der Pharmaka, die in den letzten Jahren verwendet wurden und werden, nach Wirkmechanismus (lt IOTF der WHO)

Wirkmechanismus	Name
zentral wirksam	
noradrenerg	Phentermin
serotoninerg	(Dex-) Fenfluramin
kombiniert noradrenerg/serotoninerg	Phentermin + Fenfluramin, Sibutramin
Peripher wirksam	
Lipase-Inhibition	Orlistat
Peripher und zentral	
Thermogen und anorektisch	Ephedrin / Caffein

1. Zentral wirksame Pharmaka

Sibutramin (Hydrochlorid Monohydrat) ist ein tertiäres Amin, das seine Wirkung in vivo über primäre und sekundäre Aminmetaboliten entfaltet. Die Struktur von Sibutramin unterscheidet sich von den bisher bekannten Wirkstoffen.

Die Wirkung von Sibutramin beruht auf der Wiederaufnahmehemmung der beiden Monoamine Serotonin (5-HT, 5-Hydroxytryptamin) und Noradrenalin aus dem synaptischen Spalt in die Nervenendigungen. Ihre Ausschüttung aus der Nervenzelle wird, im Gegensatz zu herkömmlichen Appetitzüglern, nicht beeinflusst. Bedingt durch die längere Verweildauer im synaptischen Spalt und der damit erreichten vergrößerten Bioverfügbarkeit können die beiden Neurotransmitter Serotonin und Noradrenalin, denen bei der zentralen Regulation der Nahrungsaufnahme und des Energieverbrauchs eine bedeutende Rolle zukommt, verstärkt wirken.

Sibutramin verfügt über einen dualen Wirkmechanismus: Es kommt zu einer Erhöhung des Sättigungsgefühls, die Nahrungsaufnahme wird vermindert, und zu einer Erhöhung des Energieverbrauchs (Thermogenesis). Das erhöhte Sättigungsgefühl und die damit verbundene verminderte Nahrungszufuhr unter Sibutramin wird durch die verstärkte zentrale Wirkung der Neurotransmitter Noradrenalin und Serotonin erreicht. Ihre Effekte werden über alpha1- und beta1-Adenorezeptoren sowie über $5\text{-HT}_{2A}/_{2C}$-Rezeptoren vermittelt. Auch der gesteigerte Energieverbrauch (Thermogenese) beruht auf einer wechselseitigen verstärkten Noradrenalin- und Serotoninwirkung im ZNS. Bedingt durch eine zentrale Aktivierung des Sympathikus werden beta3-Rezeptoren stimuliert. Die Ursache der Thermogenese wird in der indirekten sympathischen Stimulation von braunem Fettgewebe über beta3-Rezeptoren vermutet.

In den klinischen Studien wurde gezeigt, dass mit Sibutramin eine dauerhafte Gewichtsreduktion erzielt werden kann. Die Patienten mit Adipositas erreichten während eines Behandlungszeitraums von bis zu 12 Monaten mit Tagesdosen zwischen 5–30 mg Sibutramin im Vergleich zu Plazebo eine klinisch und statistisch signifikante, dosisabhängige Gewichtsabnahme. Sie ist vergleichbar mit der von Dexfenfluramin. Innerhalb der ersten 3 Monate tritt jeweils der höchste Gewichtsverlust auf, der sich bei weitergeführter Therapie bis zum 6. Monat in kleineren Schritten fortsetzen kann. Das reduzierte Gewicht wird langfristig beibehalten. In den Einjahresstudien blieb das neu erreichte Körpergewicht bis zum 12. Monat stabil. Als optimaler Dosierungsbereich gelten Tagesdosen von 10 mg und 15 mg. Bekannte Risikofaktoren aus dem metabolischen Syndrom, wie Hypertonie, Dyslipidämien und Diabetes, werden positiv beeinflusst.

Sibutramin ist in Amerika schon länger am Markt, und ist nunmehr auch bei uns verfügbar. Sibutramin ist zur Gewichtsreduktion, Gewichtserhaltung und Verminderung der neuerlichen Gewichtszunahme geeignet. Das Präparat wird einmal täglich eingenommen. Es soll gemeinsam mit einer ausgewogenen, fettverminderten Kost zu sich genommen werden, die den gängigen aktuellen Ernährungsempfehlungen entspricht. Vorsicht ist unserer Ansicht nach besonders bei Neigung zu Tachycardie und/oder hohem, schlecht einstellbarem Blutdruck geboten.

2. Peripher wirksame Pharmaka

Orlistat ist ein peripher wirkender Lipasehemmer, der die Resorption von Fett aus dem Darm um ca. 30 % vermindert. Es handelt sich um einen spezifischen Hemmer von gastrischen und pankreatischen Lipasen. Im Lumen von Magen und Dünndarm bindet Orlistat kovalent an die aktiven Serinstrukturen von Lipasemolekülen. Diese werden dadurch inaktiviert und stehen nicht mehr für die Hydrolyse der Nahrungsfette (Triglyceride) in resorbierbare freie Fettsäuren, Mono- und Diglyceride, zur Verfügung. Etwa 30 % der mit der Nahrung aufgenommenen Fette werden bei der Gabe von Orlistat nicht resorbiert, sondern unverdaut ausgeschieden. Die Wirksamkeit von Orlistat hängt von der Anwesenheit von Nahrungsfetten ab. Deshalb muss Orlistat zu den (fetthaltigen) Mahlzeiten eingenommen werden. Die empfohlene Dosierung liegt bei 120 mg dreimal täglich. Um den Nutzen der Therapie zu optimieren, sollte der Einsatz von Orlistat mit einer leicht kalorienverminderten Ernährung kombiniert werden. Das Nahrungsfett sollte 30 % der Kalorien nicht überschreiten.

Orlistat ist zur Gewichtsreduktion, Gewichtserhaltung und Verminderung der neuerlichen Gewichtszunahme geeignet. Das Präparat wird zu jeder Hauptmahlzeit in Form einer Kapsel eingenommen.

Die Wirksamkeit von Orlistat ist ebenso gut dokumentiert und ist mit Sibutramin vergleichbar, auch wenn verschiedene Responderpopulationen zu erwarten sind. Die Risikofaktoren des metabolischen Syndroms werden eindeutig beeinflusst.

Bei der Verwendung von Orlistat ist unserer Meinung nach besonders darauf zu achten, dass hochwertiges Fett (reich an fettlöslichen

Vitaminen) verwendet wird, da durch die Senkung der Fettresorption potentiell auch die Resorption von fettlöslichen Vitaminen niedriger ist (in Studien extrem selten, Beeinflussung der Vitamine lag im Referenzbereich). Verwendet der Patient viel minderwertiges und stark erhitztes Fett, sollte jedenfalls eine Substitution von Vitaminen empfohlen werden. Daran ist auch bei Langzeittherapie zu denken.

IV. Zukunftsperspektiven

1. Substanzen mit Einfluss auf den Energieumsatz

Beeinflussung der Aktivität der Uncoupling Proteine (UCP)

Die Expression des UCP-3 (Skelettmuskel) wird in neonatalen Muskelzellen über PPAR-alpha gesteuert. Liganden von PPAR-alpha könnten damit auch den Energieumsatz beeinflussen, wenngleich es derzeit noch keine entsprechenden therapeutischen Umsetzungen gibt.

Beta3 Agonisten

Substanzen mit agonistischer Wirkung an den beta3-adrenergen Rezeptoren zeigten sich im Tierversuch als erfolgreich in der Behandlung der Adipositas, nicht jedoch beim Menschen.

Beeinflussung der Adipozytendifferenzierung

In Tierversuchen konnte mittels einer durch Adenovirus Transfektion induzierten Hyperleptinämie eine Down-Regulation von lipogenen Enzymen in Adipozyten erreicht werden, während die Fettsäure-Oxidation und Expression der Uncoupling Proteine 1 und 2 zunahm. Diese Resultate lassen einen günstigen Effekt einer Substitution von Leptin auch bei primär nicht Leptin-defizienten adipösen Patienten annehmen, Studiendaten dafür sind allerdings ausständig.

2. Beeinflussung von Appetit und Sättigung im ZNS

Beeinflussung des Sättigungsgefühls

Substitution von Leptin – Leptin ist ein Peptid, das von den Adipozyten produziert und freigesetzt wird und über die Leptinrezeptoren im Hypothalamus und Plexus Chorioideus einen wesentlichen Einfluss auf die Energiebalance bei Menschen hat. Leptin hemmt einerseits die Nahrungsaufnahme und andererseits stimuliert es den Energieverbrauch. In Tierexperimenten führte die Behandlung mit rekombinatem Leptin sowohl bei über- als auch bei normalgewichtigen Mäusen zu einer signifikanten Gewichtsreduktion. Da der Leptinspiegel bei übergewichtigen Menschen erhöht ist und in einigen Untersuchungen gezeigt werden konnte, dass es sich hier um eine Leptinresistenz handelt (Caro et al., 1996), hat die Leptinsubstitution als potentielle therapeutische Option in der Behandlung von Adipositas an Bedeutung verloren.

Leptin-Rezeptor Isoformen – Die Signalübertragung über die Leptinrezeptoren ist derzeit Gegenstand wissenschaftlicher Untersuchungen. Während die Appetitstimulierung wahrscheinlich über den Neuropeptid-5-Rezeptor erfolgt, ist der Melanocortin-4-Rezeptor für die Appetithemmung verantwortlich. Durch die pharmakologische Beeinflussung der beiden Rezeptoren bietet sich eine mögliche antiadipöse Therapieoption an.

Liganden für den Melanocortin-4 Rezeptor – Dass Melanocortin-4-Rezeptoren bei der Sättigungsregulation und Energiebalance eine wichtige Rolle spielen, wurde in einigen genetischen und pharmakologischen Untersuchungen bewiesen. Die Stimulation von Melanocortin-4-Rezeptoren durch die Agonisten bewirkte in tierexperimentellen Untersuchungen eine Verminderung der Nahrungsaufnahme (Fan et al., 1997), während die Antagonisierung von MC4-R durch verschiedene Peptide zu einer signifikanten Gewichtszunahme führte. (Huszar et al., 1997). Diese Erkenntnisse deuten daraufhin, dass pharmakologische Beeinflussung von Melanocortin-4-Rezeptoren eine potenzielle therapeutische Option in der Adipositasbehandlung sein könnte.

Erhöhung von **Glucagon-like Peptide, Cholecystokinin, Orexin** zur kurzfristigen Appetithemmung

Glucagon like Peptid (GLP-1) ist ein Teil des im Pankreas gebildetem Polypeptidhormons Glukagon. In tierexperimentellen Untersuchungen führte die Injektion von GLP-1 ins ZNS zu Appetithemmung, während die Antagonisierung von GLP durch die GLP Antagonisten zu einer Erhöhung der Nahrungsaufnahme und Gewichtszunahme führten. Andere Untersuchungen (Van Dijk et al.,1997) bei knockout Mäusen zeigten wiederum, dass das Fehlen von GLP-1-Rezeptoren keinerlei Auswirkung auf die Nahrungsaufnahme hat.

Cholecystokinin (CCK), ein in den Zellen der Dünndarmschleimhaut gebildetes Hormon, führt nach einer direkten Injizierung im ZNS zu einer signifikanten Verminderung der Nahrungsaufnahme (Crawley & Corwin 1994) sowie zu einer Erhöhung der Sympathikusaktivität bei Tieren (Yoschimatsu et al., 1992). Durch die Anwendung von spezifischen CCK Agonisten wie z.B. Derivaten von Benzodiazepinen wäre es möglich, das Sättigungsgefühl bzw. den Appetit zu beeinflussen.

Orexin, ein Neuropeptid, das im lateralen Hypothalamus produziert wird, bewirkt nach intracerebroventrikulärer Applikation bei Tieren eine Appetitstimulation. In weiteren Experimenten sollten Beweise darüber erbracht werden, ob durch eine Blockade von Orexin-1- oder Orexin-2-Rezeptoren die Beeinflussung von Sättigungsgefühl und Nahrungsaufnahme möglich wäre.

Appetitbeeinflussung
durch Substanzen, die NPY hemmen, um das Hungergefühl zu unterdrücken, wie **Neuropeptid 5 Rezeptorenblocker.**
Neuropeptid Y (36 Aminosäuren-Polypeptid) ist einer der potentesten Stimulatoren des Appetits und bewirkt über die Stimulation von Y5 Rezeptoren im lateralen Hypothalamus primär eine gesteigerte Aufnahme von Kohlenhydraten. Durch die Blockade von Neuropeptid Y5 Rezeptoren in tierexperimentellen Untersuchungen mit speziellen Antikörpern konnte dieser Effekt von Neuropeptid Y aufgehoben werden (Akabayashi et al., 1994).

Alle oben angeführten möglichen Wege zur therapeutischen Beeinflussung von Appetit und Sättigungsgefühl sind vorläufig noch nicht in klinischer Erprobung und mit ihrer Anwendbarkeit ist erst in Jahren zu rechnen.

Gewichtserhaltung (Maintenance)

Bei klassischen Gewichtsreduktionsprogrammen, die auf einer energiereduzierten Mischkost beruhen, sind die Erfolge längerfristig nicht zufriedenstellend. Circa zwei Drittel der Personen, die Gewicht verloren haben, nehmen dies im Zeitraum eines Jahres wieder zu, und beinahe bei all diesen Patienten ist dies im Zeitraum von 5 Jahren der Fall.

Adipositas ist eine chronische Erkrankung, die wie die Einstellung von Bluthochdruck kontinuierlicher Behandlung bedarf. Die größte Herausforderung ist dabei bekanntlich die Nachhaltigkeit der Therapie.

I. Weight Cycling oder Jo-Jo Effekt

Diese Begriffe beschreiben die häufig auftretende neuerliche Gewichtszunahme nach einer Gewichtsreduktion, die oft sogar über das ursprüngliche Ausgangsgewicht hinausgeht. Im Tierversuch zeigt sich, dass dies zu erhöhter Morbidität und Mortalität führt. Ob dies auch für den Menschen zutreffend ist, steht jedoch zur Zeit nicht fest.

Fest steht aber, dass durch wiederholten Versuch einer Gewichtsreduktion das Auftreten von Gallensteinen beobachtet wurde und dass Postobese-Patienten einen höheren respiratorischen Quotienten aufweisen, d.h. eine niedrigere Fettoxidation. Interessant ist auch die Beobachtung, dass die durch den Gewichtsverlust verbesserte Insulinsensitivität zur bekannten schnellen Gewichtszunahme führt. Entscheidend für die Gewichtserhaltung scheint somit unter anderem die Minimierung des Insulinspiegels zu sein, ganz abgesehen von der Bedeutung im kardiovaskulären Risikoprofil.

II. Energiebilanz und Grundumsatz nach einer Gewichtsreduktion

Wie bereits früher erwähnt, reduziert sich beim Fasten der Grundumsatz (und damit auch der Gesamtenergieverbrauch) in einem Ausmaß von ca. 15 kcal/Tag pro kg Gewichtsverlust. Diese Reduktion kann jedoch durch verstärkte körperliche Aktivität ausgeglichen werden und damit kann die negative Energiebilanz aufrecht erhalten werden. Anders sieht die Situation nach einer erfolgreichen Gewichtsreduktion aus. Mit dem Ende der Phase der Gewichtsreduktion muss die Energiezufuhr, individuell auf den Patienten abgestimmt, dem Energieverbrauch angepasst werden, um einen Gleichgewichtszustand zu erreichen. Viele Patienten glauben jedoch, dass sie nach der Phase der „Diät" wieder so leben können wie vorher. Darin liegt die grundsätzliche Problematik jeder dauerhaften Gewichtsreduktion. Durch den erreichten Gewichtsverlust und den damit verbundenen, mehr oder weniger ausgeprägten Verlust an Muskelmasse ist der Energiebedarf nach einer Gewichtsreduktion natürlich geringer als vorher. Werden nun vom Patienten die alten Ernährungsmuster wieder aufgenommen, kommt es konsequenterweise zu einer neuerlichen Gewichtszunahme. Damit ist nur durch eine, während der Phase der Diät erreichten Änderung des Essverhaltens ein dauerhafter Erfolg zu erreichen.

Die Konsequenz aus dieser zwangsläufigen Abfolge ist, dass eine über einen limitierten Zeitraum durchgeführte Reduktion der Energiezufuhr alleine (also eine Diät, welche auch immer) niemals in der Lage sein kann das Problem Adipositas dauerhaft zu lösen.

III. Strategien zur Gewichtserhaltung nach erfolgreicher Gewichtsreduktion

1. Ernährung in der Maintenance
Anpassung an den Energiebedarf

Bei Gewichtsreduktion kann es zu einer Senkung des Energiebedarfs um bis zu 15 % kommen. Damit sollte eine Energiezufuhr von ca. 1.800 kcal/Tag angestrebt werden und die körperliche Aktivität dringend forciert werden. Hier ist auch die Ernährung an das individuelle Bewegungsmuster des Betroffenen anzupassen.

Die vor und nach körperlicher Aktivität zugeführten Nährstoffkomponenten sind sehr entscheidend für die Gewichtskontrolle (z.B. keine isolierten Kohlenhydrate und Fette nach dem Sport, um die Fettverbrennung nicht zu behindern; Nützen von Sättigungseffekt durch die Einhaltung von bestimmten Zeitfenstern ...).

Fettkontrolle

Besonderes Augenmerk sollte bei der Ernährung in der Erhaltungsphase auf den Fettgehalt gelegt werden, denn Fett

- hat die höchste Energiedichte
- Es gibt keine Anpassung der Fettoxidation an ein Zuviel.
- Es besteht die Gefahr der „passiven (unbewussten) Überernährung" durch den mangelnden Sättigungswert.

Hunger und Sättigung

Ein weiteres Problem der Gewichtserhaltung stellt die teilweise Aufhebung der endokrinen Adaptation bei Adipositas dar. Es kommt beispielsweise bei Gewichtsverlust zu einer Normalisierung des Hyperinsulinismus und damit zu einer fehlenden Hemmung des Neuropeptid Y im CNS, ein Peptid, das bekannt dafür ist, die Energiezufuhr zu erhöhen und die Thermogenese zu senken. Es liegt somit ein begründbar verändertes Hunger-Sättigungsmuster vor. Dies gilt es mit den folgenden Hinweisen in Kontrolle zu halten:

→ **(Heiß-)Hunger vermeiden durch**
   - eine gezielte Aufteilung der Mahlzeiten und Obst und Getränke für zwischendurch
   - Ballaststoffreiche Kost
   - kleine Vorspeisen: klare Suppen, Salate, Glas Wasser
   - Essen was wirklich schmeckt!
   - Bewusst Reste auf dem Teller lassen, langsam essen und das innere Sättigungsgefühl hören!

→ **Fett sparen mit Genuss**
  - fettarme Produkte (magere Käsesorten mit weniger als 45 % Fett i.Tr., fettarme Wurst)
  - alternative Garmethoden: Grillen, Alu-oder Bratfolie, geschichtete Pfanne
  - Salatmarinade mit 1 Tl Öl , Essig, vielen Kräutern und Senf

→ **Bei Süßhunger**
  - Vorsicht!!! bei Schokolade, Torten, Konfekt, Blätterteiggebäck, Mürbteigkuchen ...
  - In kleinen Mengen genießen: Gummibärchen, Honig, Fruchtbonbons, Fruchtjoghurt, Obst oder eine Tasse Espresso.

→ **Knabberspaß**
  bis zu einer 1/2 Packung (55 g) Popcorn, getrocknete Apfelringe, 2 El Mandeln (nicht geröstet), ungezuckerter Müsliriegel, Teller voll kleingeschnittenem Obst oder Gemüse.

Ausgleich von Ausrutschern und längerandauernden Fehltritten

Der menschliche Organismus tendiert dazu, die Glukoseoxidation an die Kohlenhydrataufnahme anzugleichen, um die Glykogenreserven stabil zu halten. Dies führt an Tagen mit exzessiver Nahrungsaufnahme (sog. Ausrutschern bei festlichen Anlässen, Einladungen, etc.) zu einer erhöhten Kohlenhydratoxidation. Die dabei beobachtete Steigerung des respiratorischen Quotienten zeigt auch, dass die Fettoxidation an solchen Tagen vermindert ist und somit zu massiver Fettspeicherung führt. Somit wird klar, dass auch ein Ausrutscher nicht ohne Folgen bleiben kann.

Ein möglicher Ausgleich kann durch sogenannte Schalttage (regulieren hauptsächlich die übermäßigen Wassereinlagerungen infolge von höherem Salzgehalt der Nahrung) erfolgen, wobei die Aufteilung der angegebenen Mengen über den Tag und reichlich Flüssigkeit (2 Liter) zu beachten sind. Bei länger andauerndem Abweichen der Empfehlungen sollte eine Formeldiät unter ärztlicher Anweisung zur Hilfe genommen werden. Es ist aber darauf zu achten, dass das Ernährungsmuster bestmöglich stabil gehalten und sogenannte Ausrutscher nicht zur leicht korrigierbaren Gewohnheit werden.

Schalttage

Gemüse-Tag	1,5 kg frisches Gemüse (die Hälfte davon roh als Salat, die andere Hälfte gegart)
Obst-Tag	1,5 kg frisches Obst
Saft-Tag	1/2 l Obstsaft, ohne Zuckerzusatz; 1/2 l Gemüsesaft; 1/2 l Gemüsebrühe: 250 g frisches Gemüse klein schneiden und in 1/2 l kochendem Wasser 15–20 min. kochen. Abseihen und mit frischen Kräutern abschmecken. Säfte in kleinen Schlucken trinken oder mit Löffel verzehren.
Reis-Tag	125 g (Natur)reis; 300 g frisches Obst; 300 g frisches Gemüse. Die Hälfte der gekochten Reisportion mit frischem oder gedünstetem Obst, die andere Hälfte mit gedünstetem oder rohem Gemüse vermischen.
Kartoffel-Topfen-Tag	300 g Kartoffeln; 375 g Magertopfen; 500 g Wassermelone. Wassermelone für Frühstück und Zwischenmahlzeiten, Kartoffeln (in der Schale gekocht) und Magertopfen (mit Kräutern anrühren, evt. etwas Wasser) für Mittag- und Abendessen.

2. Bewegung in der Maintenance

Adipositas, als ein Übermaß an Fettgewebe, ist prinzipiell das Ergebnis einer Inbalance von Energiezufuhr und Energieverbrauch. Die körperliche Bewegung ist hierbei ein entscheidender Aspekt, zum Beispiel durch die Beobachtung, dass bei einer stabilen Zufuhr an Nahrungsenergie die Inzidenz an Adipositas in den vergangenen Jahren gestiegen ist. Der tägliche Energieverbrauch sank um 200 kcal/Tag von 1965 bis 1977.

Seit vielen Jahren gilt nun regelmäßige Bewegung als eine der wichtigsten Maßnahmen in der Prävention und Therapie von Übergewicht, als ein Teil der integrierten Programme mit Ernährungs- und Verhaltensmodifikation. Auch wenn der Erfolg der Gewichtsreduktion aufgrund von Bewegung allein gering sein mag, so ist für einen langfristigen Erfolg diese der entscheidende Faktor.

Abgesehen von der Einflussnahme auf das Körpergewicht, hat regelmäßige Bewegung auch andere entscheidende Vorteile wie: kardiorespiratorische- und Muskelfitness, Verbesserung der Insulinsensitivität, des Hypertonus, des Lipidstatus und des psychologischen Wohlbefindens.

Weiters ist bekannt, dass sportliche Betätigung β-Rezeptoren im Muskel erhöht und kardiale β-Rezeptoren im Tierversuch erniedrigt. Diese Beobachtung ist klinisch relevant, da Bewegung die einzige Möglichkeit zu sein scheint, die eine effiziente Unterstützung der Gewichtserhaltung darstellt, ohne den nichtspezifischen stimulierenden Effekt von thermogenen Medikamenten auf kardiale Funktionen.

Interessant ist auch, dass das systemische Absinken des Grundumsatzes bei Gewichtsverlust nicht direkt im Zusammenhang mit dem Verlust von Muskelmasse steht. Es ist vielmehr eine Folge der verlorenen Mehrlast an Körpermasse, die den Energieverbrauch absinken lässt. Durch mehr Beweglichkeit nach Gewichtsverlust, sollte dieser Effekt leicht ausgeglichen werden können.

Außer all den biologischen Faktoren, die körperliche Bewegung als wichtigen Bestandteil erfolgreicher Gewichtsreduktion benennen, stehen voran in der Maintenance vor allem psychologische Faktoren. Die „Attribut"-Theorie sieht in der Einbindung der Bewegung als interaktiven Teil der Therapie eine entscheidende Rolle in der Möglichkeit der Ressourcenbildung für die Zeit der Gewichtserhaltung. Das heißt, dass durch das Zurückführen des Erfolges einer Gewichtsreduktion auf die individuell aktiv geänderte Lebensführung der oft beobachteten „psychischen Entkoppelung" nach beispielsweise stattgehabten Beendigung einer (pharmakologischen) Intervention entgegengewirkt werden kann.

Initial ist vor allem entscheidend einen allgemein aktiven Lebensstil, mit der Steigerung täglicher Bewegung, zu unterstützen. Dies kann praktisch ganz einfach mit dem „Aufruf": Jeder Schritt zählt! – der mit einem Schrittzähler noch zusätzlich verstärkt werden kann – dem Patienten vermittelt werden. Je nach Ausgangsgewicht soll nach 12 – 24 Wochen ein Bewegungsprogramm angeboten werden, das nicht zu Verletzungen oder Ermüdungserscheinungen führen sollte: Moderate Bewegung (ca. 50 % VO_2max), 20 – 30 min/Einheit, 2 – 3 Mal die Woche.

Unter kontrollierten Bedingungen, sprich einer supervisierten Sportgruppe, macht es durchaus Sinn die Intensität bis 70–75 % VO_2max zu steigern.

Entscheidend ist natürlich auch die zugeführte Nahrung vor, während und nach der Bewegung. Nicht nur dass unser Organismus nach einer Mahlzeit sich ohnedies nachweislich in einer Stresssituation mit allen dafür bekannten metabolischen Zeichen befindet, sollte niemals Bewegung auf vollen Magen folgen. Der Sättigungseffekt gleich nach dem Training sollte auch genutzt werden, und mindestens eine Stunde nach dem Sport nichts gegessen werden. Dies ist aber nur dann möglich, wenn ausreichend Flüssigkeit zugeführt wird, um einer Dehydrierung und Hyperthermie entgegenzuwirken, die leicht zu einer spontanen Kohlenhydratsucht führen kann.

Um den Trainingseffekt und die postsportive Fettoxidation zu optimieren, könnte eine fettarme und frei von einfachen Kohlenhydraten (in Form von Getränken) Ernährung von Nutzen sein. Die vermehrte Einbindung von fettarmen Eiweißquellen, wie mageres Fleisch und Milchprodukte, unterstützen zusätzlich den positiven Effekt der Bewegung auf die längerfristige Compliance der Patienten.

Chirurgische Therapie

Die chirurgische Therapie der Adipositas ist nach wie vor umstritten. Operative Eingriffe stellen auch weiterhin eine „ultima ratio" dar, haben sich aber bei Patienten mit BMI > 40 kg/m² zuletzt zunehmend bewährt. Man unterscheidet prinzipiell zwei Möglichkeiten der chirurgischen Therapie. Zum einem handelt es sich um eine lokale Therapie durch Entfernung von Fettdepots, andererseits führen Eingriffe am Magen-Darm-Trakt zur Gewichtsreduktion. Allerdings besteht die Meinung, dass nur durch den Einsatz chirurgischer Verfahren, wie den Magen-Bypass oder die Magenplastik, das extreme Übergewicht der Patienten anhaltend reduziert und damit die Häufigkeit adipositasassoziierter Folgeerkrankungen vermindert werden kann.

I. Indikationsstellung

Die Indikationen zum operativen Vorgehen bei Adipositas leiten sich ab aus den Erfolgen bzw. den Misserfolgen der konservativen Therapie und dem durch die Adipositas gegebenen Risiko. Wie bereits erwähnt kommt im allgemeinen erst jenseits eines BMI von 40 kg/m² eine chirurgische Intervention in Betracht. Während die anfangs durchgeführten Anastomosenoperationen wegen ihrer hohen Komplikationsraten an Bedeutung verlieren, beginnen sich die Verfahren mit „Gastric Banding" immer mehr durchzusetzen. Die Indikation sollte trotzdem nur vom erfahrenen Spezialisten gestellt werden, wenn konventionelle Maßnahmen nicht ausreichen.

II. Chirurgische Verfahren in der Therapie der schweren Adipositas

1. Jejunoileostomie

Als erste Operationsmethode wurde Anfang der 60er-Jahre der Dünndarm-Shunt eingeführt. Durch eine Ausschaltung eines großen

Dünndarmabschnitts wurde eine künstliche Malabsorptionssituation geschaffen. Zu Gewichtsverlusten kam es aufgrund schwerwiegender metabolischer Störungen, weshalb diese Methode heute nicht mehr angewendet wird.

2. Magenbypass

Bei dieser Operation wird ein Fundus-Pouch mit einem Füllungsvolumen von etwa 20 ml mit Hilfe eines Klammernahtgerätes gebildet und mit einer nach Roux-Y ausgeschaltenen Dünndarmschlinge anastomosiert. Der Magenbypass kombiniert zwei Wege um eine Gewichtsreduktion zu erreichen: Zum einem kommt es durch die Ausschaltung der Duodenalpassage zu einer Maldigestion, andererseits wird der Patient gezwungen, seine Nahrungszufuhr entscheidend einzuschränken, aufgrund der drastischen Verkleinerung des Füllungsvolumens des funktionellen Magenanteils.

Bedingt durch die nicht unerhebliche Rate an Komplikationen beim Magen-Bypass wurde dieses Verfahren durch die vertikale bandverstärkte Gastroplastik ersetzt.

3. Vertikale bandverstärkte Gastroplastik

Die vertikale bandverstärkte Gastroplastik führt zur Einschränkung der Nahrungszufuhr. Bei der Gastroplastik wird ebenfalls ein Pouch mittels Klammernaht gebildet und dessen Verbindung mit dem Restmagen mittels eines Kunststoffbandes eingeengt.
Die typischen chirurgischen Komplikationen Wundinfekt, Thrombose und Lungenembolie sind, wie umfangreiche Studien zeigen, nicht häufiger als bei der Laparotomie eines Normalgewichtigen zu erwarten. Auch Komplikationen am Erfolgsorgan, dem Magen, sind im Vergleich zur sonstigen Magenchirurgie selten, da moderne Klammernahtgeräte den Eingriff außerordentlich sicher machen. Die postoperative Letalität liegt in gut geführten Zentren unter 1 %.

4. Anpassbares Magenband

Das Verfahren, mit dem bis heute am meisten Erfahrungen gemacht wurden, ist das laparoskopische „Gastric banding" mittels eines adaptierbaren Silikonbandes. Die Vorteile der laparoskopischen Methode liegen in dem verminderten Zugangstrauma, der Möglichkeit, die Einengung des Magens situationsgerecht zu modifizieren, und der relativ einfachen Reversibilität des Eingriffes. Die postoperative Komplikationsrate ist relativ gering.

III. Langzeitkomplikationen

Beim Magenbypass kann es infolge der zusätzlich zur Mageneinengung angelegten Malabsorptionssituation zur Entwicklung von Resorptionsstörungen für Eisen und Vitamine kommen. Die Folge dieser Mangelzustände ist das Auftreten von „Bypass-Anämien". Diese Anämien erfordern häufig eine parenterale Substitution von Vitaminen und Eisen.

Die wesentlichste negative Langzeitfolge nach einer vertikalen bandverstärkten Gastroplastik ist das Auftreten einer Ausgangsstenose des Magenpouches infolge einer Verengung des Stomas.

Nach Implantation eines anpassbaren Magenbandes ist die Banddislokation die häufigste und wichtigste Komplikation.

Jede Operation, bei der eine Einengung des Magens erfolgt, kann bei vielen Patienten zu einer signifikanten Änderung der Verträglichkeit verschiedenster Nahrungsanteile führen.

IV. Postoperatives Ernährungsmanagement

Analog zur strukturierten Gewichtsreduktion ohne Operation ist auch bei solcher dringend ein interdisziplinäres Management postoperativ erforderlich. Ohne ein solches wird der Erfolg nur gering sein und die Komplikationsrate hoch (Refluxprobleme etc.).

Schlussgedanken

Die Manifestation der Adipositas ergibt sich, basierend auf genetischen Voraussetzungen, als Folge einer komplexen Fehlernährung, die neben einer energetischen Inbalance auch ein Ungleichgewicht in der Zufuhr von Hauptnährstoffen und Funktionsstoffen einschließt. Ganz entscheidend für eine erfolgreiche Behandlung ist die Einbindung der individuell unterschiedlichen metabolischen Voraussetzungen, bedingt durch die oft jahrelange persönliche Leidens-(Diät-) geschichte unserer Patienten.

Der einfache, schrittweise Zugang in der Behandlung des übergewichtigen Patienten stellt somit im Spannungsfeld physiologischer, sensorischer, emotionaler und soziokultureller Wirkmechanismen eine große Herausforderung in der Anwendung moderner Behandlungsstrategien dar.

Weiterführende Literatur

Epidemiologie der Adipositas

1. **Roberts, S. B., Savage, J., Coward, W. A., Chew, B., Lucas, A.:** Energy expenditure and intake in infants born to lean and overweigt mothers. The New England Journal of Medicine 318 (1988) 461.

2. **Bauer, K., Deutsch, E.:** Die Adipositas des Erwachsenen und ihre Behandlung unter Berücksichtigung eines handelsüblichen Diätetikums. Österr. Ärztezeitung 35 (1980) 1169.

3. **Björntop, P.:** Regional patterns of fat distribution. Ann. Int. Med. 103 (1985) 994.

4. **Lean, M. E. J., Hanhey, C. R.:** Benefits and Risks of Weight Loss: Obesity and Weight Cycling. In: **P. G. Kopelman, M. J. Stock (Eds.)**: Clinical Obesity, Blackwell Science, Oxford, 1999, 564–596

5. **Schoberberger R., Schoberberger Ch., Kiefer I., K. Zwiauer, O. Fleiss, M. Kunze:** Schlank ohne Diät für Kinder, Kneipp-Verlag, Leoben, 1997

6. **Kiefer I., Kunze U., Mitsche N., Kunze M.:** Übergewicht in Österreich: Epidemiologische und sozialmedizinische Aspekte. Acta Medica Austriaca 25(1998)126–128

7. **Kiefer I., Kunze M., Rieder A.:** Epidemiologie der Adipositas: (2001)wird erst veröffentlicht

Medizinische Grundlagen der Adipositas

1. **Nutzinger, D.O., Cayiroglu, S., Sachs, G., H. G. Zapotoczky:** Emotional problems during weight reduction. Advantages of a combined behavior therapy and antidepressive drug therapy for obesity. J. Behav. Ther. Exp. Psychiatry 16(1985)217–221

2. **Stunkard, A.J.:** Obesity. In: **A.M. Freedman, H.I. Kaplan, B.J. Sadock (Eds.):** Comprehensive textbook of psychiatry. Williams and Wilkins, Baltimore 1975

3. **Wurtman, R., J. Wurtman:** Carbohydrates and Depression. Scientific American 1(1989)50–57

4. **Wurtman, J.:** The involvement of brain serotonin in excessive carbohydrate snacking by obese carbohydrate cravers. J. Amer. Diet. Assoc. 84(1984)1004–1007

5. **Fairburn, Ch., G. Wilson:** Binge eating. Nature, assessment and treatment. The Guilford Press, 1993

6. **Schoberberger, R., G. Kalckreuth, G. Geyer, M. Kunze:** Prävalenz und Bedeutung der Kohlenhydratsucht in Österreich. Acta Medica Austriaca 24(1997)188–194

Lebensstilmodifikation als interdisziplinärer Therapieansatz

1. **Donahue C.P., Lin D.H., Kirschenbaum D.S., Keesey R.E.:** „Metabolic consequence of dieting and exercise in the treatment of obesity", J Cons Clin Psychol 52/827/1984
2. **Human Nutrition Information Service** „Food and Nutrient intakes by individuals in the United States, 1 Day, 1987–1988. Washington D.C.: US Department of Agriculture; Nation wide Food Consumption Survey 1987–1988, Report No. 87-1-1, 1993

3. **Heinri A.F., Weinsier R.L.**
   „Divergent trends in obesity and fat intake pattern: the American paradox", Am J Med 102/259/1997

4. **Hunter G.R., Kekes-Szabo T., Treuth M.S. et al.:**
   „Intra-abdominal adipose tissue, physical activity and cardiovascularrisk in pre- and post-menopausal women"
   Int J Obesity 20/860/1996

5. **Hunter G.R., Kekes-Szabo T., Snyder S. et al.:**
   „Fat distribution, physical activity and cardiovascular risk factors"
   Med Sci Sports Exerc 29/362/1997

6. **Garrow J. S.:**
   „Obesity and related diseases"
   Churchill Livingstone, London, 1988.

7. **Marks B.L., Ward A., Morris D.H., Castellani J., Rippe R.M.:**
   „Fat-free mass is maintained in women following a moderate diet and exercise program", Med Sci Sports Exerc 27/1243/1995

8. **Berg A., Keul J.:**
   „Körperliche Aktivität bei Gesunden und Koronarkranken"
   Verlag G.Witzstrock, Baden-Baden - Köln - New York, 1980

9. **Manning J.M., Dooly-Manning C.R., White K., Kampa I., Sitas S., Kesselhaut M., Ruoff M.:**
   „Effects of a resistive training program on lipoprotein-lipid levels in obese women", Med Sci Sports Exerc 23/1222/1990

10. **Schmid P., Berg A., Lehmann M., Schwaberger G., Keul J.:**
    „Zur Energiebereitstellung bei Körperarbeit"
    Wien Med Wschr 135/228/1985

11. **Haber P.:**
    „Medizinische Trainingslehre", Der Mediziner, 6/5/1994

12. **Halhuber M. (ed.):**
    „Rehabilitation des Koronarkranken"
    Beiträge zur Kardiologie, Band 25, perimed-Verlag,
    Erlangen 1982

13. **Roskamm H., Reindell H. (eds.):**
    „Die Herzkrankheiten", 3. Auflage
    Springer, Berlin-Heidelberg-New York, 1989

14. **Kunz H.R., Schneider W., Spring H., Tritschler Th.,
    Unold Inauen E.:** „Krafttraining"
    Thieme Verlag, Stuttgart-New York, 1990

15. **Hollmann W., Hettinger Th.:**
    „Sportmedizin - Arbeits- und Trainingsgrundlagen"
    Schattauer Verlag, Stuttgart-New York 1980

16. **Schagerl G., Elliot M., Haber P.:**
    „Der individuelle Messfehler bei Selbstmessung der Erholungs-
    pulsfrequenz und der systematische Fehler gegenüber der
    Belastungsherzfrequenz"
    Leistungssport 12/394/1982

17. **Rost R., Hollmann W.:**
    „Unpublizierte Befunde 1973/1974"

18. **Aus Hollmann W., Hettinger Th.:**
    „Sportmedizin - Arbeits- und Trainingsgrundlagen„
    Schattauer Verlag, Stuttgart New York, 1980, p 51-54

19. **Benchimol A., Wang T., Desser K., Gartlan J.L.:**
    „The valsalva maneuver and coronary arterial blood flow
    velocity", Ann Intern Med 77/357/1972

20. **Kindermann W., Rost R.:**
    „Hypertonie und Sport"
    Aktuelles Wissen Hoechst, Hoechst AG 1991

21. **Goodman C., Kenrick M.:**
    „Physical fitness in relation to obesity"
    Obesity/Bariatric Med 412/1975

22. **Gwinup G.:**
    „Effect of exercise alone on weight of obese women„
    Arch Intern Med 135/676/1975

23. **Costill D.L.:**
    „Inside running: Basics of Sports Physiology"
    Benchmark Press, Indianapolis, 1986

24. **van Baak M.A.:**
    „The physiological load during walking, cycling, running and swimming, and the Cooper exercise programs"
    Meppel: Krips Repro 1979

25. **Holmér I.:**
    „Physiology of swimming man"
    Acta Physiol Scand (suppl. 407)/7/1974

26. **Donath R., Schüler K.P.:**
    „Ernährung, Fitness und Sport"
    Sportverlag Berlin, 1979

27. **Jakowlev N.N.:**
    „Sportbiochemie"
    J.A. Barth Verlag, Leipzig, 1977

28. **Williams M.H.:**
    „Ernährung, Fitness und Sport"
    Verlag Ullstein-Mosby, 1997

29. **Schoberberger, R., I. Kiefer, M. Kunze:**
    Das Abnehm-Set nach der Methode „Schlank ohne Diät".
    Kneipp-Verlag, Leoben, 1995

Spezielle Adipositasformen

1. P. Björntop, B.N. Brodroff: Obesity, J.B. Lippincott comany, 1991

2. P. G. Kopelman, M.J. Stock: Clilnical Obesity, Blackwell Science, 1999

Gewichtserhaltung (Maintenance)

1. **Brownell KD** (1998): Diet, exercise and behavioural intervention: the nonpharmacological approach. Eur J of Clin Invest 28 (Suppl.2), 19 – 22

2. **Doucet E, Imbeault P, Almeras N, Tremblay A** (1999): Physical Activity and Low-Fat Diet: Is it Enough to Maintain Weight Stability in the Reduced-Obese Individual Following Weight Loss by Drug Therapy and Energy Restriction?. Obesity Research, Vol.7: 323 – 33

3. **Grilo CM, Brownell KD, Stunkard AJ** (1993): The metabolic and psychological importance of exercise in weight control. In: Obesity: Theory and Therapy (Stunkard AJ and Wadden TA, Eds) Raven Press, Ltd.. New York. S 253

4. **King NA, Blundell JE, Westerterp-Plantenga** (1999): Effects of exercise on appetite in humans. In: Regulation of food intake and energy expenditure (Westerterp-Plantenga MS, Steffens AB, Tremblay A, Eds)

5. **Skov AR, Toubro S, Ronn B, Holm L, Astrup A** (1999): Randomized trial on protein vs carbohydrate in ad libitum fat reduced diet for the treatment of obesity. Int J of Obesity, 23 528 – 36

6. **Tremblay A, Doucet E, Imbeault P** (1999): Physical activity and weight maintenance. Int J Of Obesity 23 Suppl. 3, S50 – 4

7. **VanBaak MA** (1999): Exercise training and substrate utilisation in obesity. Int. J of Obesity 23, Supl.3, S11 – 7

8. **Westerterp KR** (1999): Obesity and physical activity. Int J of Obesity 23, Suppl.1: 59–64

9. **Ravussin E, Gautier J-F** (1999): Metabolic predictors of weight gain. Int J of Obesity 23, Suppl 1: 37–41

10. **Wadden TA** (1993): Treatment of obesity by moderate and severe caloric restriction: results of clinical trials. Ann Intern Med 229: 688–93

Chirurgische Therapie

1. **Johannes G. Wechsler:** Adipositas, Blackwell Verlag 1998

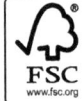

MIX
Papier aus verantwortungsvollen Quellen
Paper from responsible sources
FSC® C105338

If you have any concerns about our products,
you can contact us on
ProductSafety@springernature.com

In case Publisher is established outside the EU,
the EU authorized representative is:
**Springer Nature Customer Service Center GmbH
Europaplatz 3, 69115 Heidelberg, Germany**

Printed by Libri Plureos GmbH
in Hamburg, Germany